精神科医療の
隔離・身体拘束

長谷川利夫 著

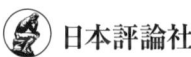

刊行に寄せて

　こころの時代といわれて久しいが、わが国ではさまざまなこころの病いで治療を受けている人の数が320万人以上にもなっている。先進国の中では精神科の入院病床数も約35万と著しく多く、全国の精神科病院数も1,000以上にもなるが、そこで行なわれている隔離や身体拘束の実態はほとんど知られていない。本書『精神科医療の隔離・身体拘束』は、作業療法士でもある長谷川利夫氏が、その研究成果をまとめたものである。この本の中で指摘されているように、わが国における隔離や身体拘束の件数は過去10年著しく増加している。身体拘束は2003年においては5,109件であったものが、2010年には8,930件と、約1.7倍に増加している。なぜ隔離や身体拘束が著しく増加したのであろうか。

　医療は委任契約に基づくものであり、輸血を拒否したエホバの証人の事件でもわかるように、たとえそれが死につながる場合であっても、強制的に医療行為を行なうことはできない。何人もみだりに心身の自由を奪われることのない自由権は基本的人権の1つであるが、どのような法的根拠でその侵害ともいえる隔離や拘束が行なわれているのだろうか。ここで、十数年前の1995年3月に地下鉄サリン事件を起こしたオウム真理教のことが思い起こされる。誤った信仰の下で行なわれた拉致監禁や拘束、強制的な薬物の投与などは、医療の名の下に精神科病院で行なわれている隔離や身体拘束とどこが違うのであろうか。一方が刑法の傷害罪や監禁罪に当たるのに対し、精神医療での隔離や身体拘束が拉致監禁とならないのは、これが緊急避難行為とみなされるからである。すなわち、精神医療における隔離や身体拘束は、やむをえざる場合の緊急避難行為として、かろうじて許容されているものである。

精神医療の歴史において、精神障害者を鎖から解放し、人道的に処遇したフィリップ・ピネルはあまりにも有名である。わが国でも、若くして東京帝国大学の第3代の精神科教授となった呉秀三の同様の活動は忘れることができない。しかし、病いのために周囲に危害が及んだり、自らを傷つけたりする危険が高い場合には、医療の名の下での隔離や身体拘束を必要とする場合があることも否定できない。今日の各国の精神医療に関する法律の基になったのが、革命後の1838年6月20日にフランスで制定された通称「1838年法」であり、強制的な入院についても規定されている。わが国でも、この延長線上にある精神保健福祉法が隔離や身体拘束についても定めており、法的な根拠となっているが、フランスの構造主義の哲学者で『狂気の歴史』や『監獄の誕生』の著者としても知られるミシェル・フーコーは、法律の名の下に行なわれる近代の精神医療を「大いなる閉じ込め」と批判した。

　個人的な経験ではあるが、40年近く前に北海道の精神科病院で見た動物の檻のような隔離室に、何人もの患者が長期に収容されていた光景は今でも忘れられない。また、民間の精神科病院の古い閉鎖病棟で、診察室がないために、保護室と呼ばれる隔離室の中に机を入れて診察していたときの、もし閉じ込められたらという恐怖も記憶に残っている。かつて保護室はドイツ語でツェレ（Zelle）と呼ばれていた。これはまさに独房、監房のことである。こうした保護室の使用とは別に、当時は身体拘束の使用は比較的稀であった。身体拘束は現場では抑制と呼ばれていた。現在のような簡便な拘束用具のなかった当時、身体抑制は特別な経験がないと安全に行なうことはできず、しかも常に危険を伴ったからである。

　かつてのような激しい興奮を示す患者は少なくなったのに、隔離と身体拘束がセットで行なわれることが増えているのはなぜだろうか。精神医療も短期入院、地域での医療が主流となった今日、逆に入退院を繰り返す患者や精神科救急での入院患者が増えたことと、誰でも簡便に身体拘束が行なえるマグネット式の拘束具が導入され急速に普及したこと、若い女性の医師や看護師が精神医療の主役となりつつあることも、身体拘束の急激な増加の一因となっている。本書の著者である長谷川氏は、自ら隔離や身体拘束を体験し、

それがいかに強い心身の苦痛と危険を伴うものであるか身をもって示している。長時間身体の動きが制限されることによる血流不全やそれに伴う合併症は、患者の死につながる事故となる。この本の中では実際にあった不幸な事件とともに、隔離や身体拘束を減らす新たな試みも紹介されている。

　善悪の区別がつかない状態で傷害や殺人などを犯した精神障害者の医療と観察の施設では、予想に反して、隔離や身体拘束の患者がきわめて少ない。その理由として、広い個室による個人的な空間の確保や広い廊下、デイルーム、作業療法ユニット、手厚いマンパワーと、隔離・身体拘束を最小限にするという動機づけが指摘されている。ピネルは「ささいな興奮や乱暴に対して鉄鎖や拘束を乱用することは、患者の煩雑な不断の世話を省くことであった。しかし、それは叫び声や騒ぎを引き起こし、確実に治癒の妨げとなる」と述べている。

　精神医療の進歩に伴って、逆にこの本の中で紹介されている隔離や身体拘束が急激に増加しているのは皮肉なことである。厚生労働省も、隔離や身体拘束の実態がすぐに一覧できるような台帳の整備を医療機関に求め、不適切な隔離や身体拘束が行なわれなくなるようはたらきかけている。ここで述べられている隔離や身体拘束は決して精神医療だけの問題ではない。高齢者や他の障害者のケアや医療の現場でも起こりうることである。この本では隔離と身体拘束の今が語られているが、読者にはこうした歴史的な背景も理解したうえでお読みいただけると幸いである。

　　　2012年12月25日
　　　　　年の瀬の八王子にて

　　　　　　　　　　　　　　　　　　　　杏林大学保健学部教授（精神保健学）
　　　　　　　　　　　　　　　　　　　　精神保健福祉法指定医，精神科専門医

　　　　　　　　　　　　　　　　　　　　　　田　島　　　治

目　次

　　　刊行に寄せて（田島　治）　　3

第1章　隔離・身体拘束とは

　1　精神科病院における行動制限　　13
　2　精神科病院の特徴　　14
　3　隔離と身体拘束の実態　　15

第2章　5つの事件

　1　増えつづける隔離・身体拘束　　29
　2　5つの事件　　32
　　（1）　犀潟病院事件　　32
　　（2）　箕面ヶ丘病院事件　　35
　　（3）　貝塚中央病院事件　　36
　　（4）　成増厚生病院の火災　　38
　　（5）　初石病院の火災　　39

第3章　法と運用

　1　精神保健福祉法と厚生労働省告示　　41
　2　民間団体が策定する諸規定　　46
　3　憲法と人身の自由　　47

4　国連原則と障害者権利条約　　50

第4章　アンケート調査に見る医療現場の意識

　1　調査の背景　　55
　2　調査の概要　　56
　　（1）実施対象　　56
　　（2）アンケート内容　　56
　　（3）モデルと分析方法　　67
　3　結果と考察　　68
　　（1）隔離・身体拘束のメリット　　68
　　（2）隔離・身体拘束を実施しないことによる不安　　74
　　（3）患者が受ける不利益　　76
　　（4）患者に対するおそれと心配　　78
　　（5）少人数スタッフによる弊害　　79
　　（6）看護師による「緊急避難的」な隔離・身体拘束　　81
　　（7）「観察」とかかわりの必要性　　82
　　（8）かかわるためのさまざまな職種　　85
　　（9）現在行なわれている隔離・身体拘束についての認識　　86
　　（10）相関分析の結果と考察　　88
　　（11）重回帰分析の結果と考察　　92

第5章　情報公開

　1　精神科医療と情報公開　　97
　2　精神保健福祉資料と情報公開　　98

3　新潟県の全面開示事例　99
　　4　全国の情報公開に関する活動　112
　　　（1）　大阪精神医療人権センターの活動　112
　　　（2）　隔離・身体拘束に関する患者の生の声　115
　　　（3）　静岡の「藤枝友の会」の活動　122
　　　（4）　その他各地域の活動　124
　　5　米国カリフォルニア州の場合　125

第6章　3つの成功例

　　1　恩方病院（東京都八王子市）　135
　　2　のぞえ総合心療病院（福岡県久留米市）　137
　　3　オリブ山病院（沖縄県那覇市）　141

終　章　今後へ向けて

　　1　増えていく隔離・身体拘束　145
　　2　縮減に向けて何をすべきか　146
　　　（1）　偏見除去研修プログラムなどの実施　147
　　　（2）　情報共有とネットワーク　150
　　　（3）　提言型病院訪問による積極的コミュニケーション　151
　　　（4）　行動制限最小化委員会への当事者参加　152
　　　（5）　制度改正に向けた諸活動　152

　　あとがき　155

精神科医療の隔離・身体拘束

第1章
隔離・身体拘束とは

1 精神科病院における行動制限

　精神科医療では、入院する必要性を十分に理解できない患者を対象にすることも多いため、患者のさまざまな行動を制限することが行なわれる。
　「精神保健及び精神障害者福祉に関する法律」（以下、精神保健福祉法）第36条第1項では「精神病院の管理者は、入院中の者につき、その医療又は保護に欠くことのできない限度において、その行動について必要な制限を行うことができる」としている。これを行動制限という。
　行動制限には、例えば、面会、通信、外泊、外出の制限、病棟内にある隔離室（保護室）と呼ばれる外部と遮断された部屋への収容、身体をベッドなどに器具を用いて固定する身体拘束、さらには小遣いや私物の管理、買い物を病院側が行なう「代理行為」などもある。
　これら行動制限の中で、隔離や身体拘束は患者の身体を直接物理的に制限するものであり、きわめて強力な行動制限であるといえよう。
　本章では、隔離・身体拘束とはどのようなものであるかを具体的に見ていくことにする。

2　精神科病院の特徴

　まず、隔離や身体拘束が行なわれる精神科病院、精神科医療とはどのようなものかを見てみよう。

　通常、「病院に入院する」といえば、自分の意思でするものと思われがちだが、精神科病院への入院には、本人の意思に反する入院形態がある。これは、統合失調症をはじめとする精神病患者が、「病識」と呼ばれる自分自身が病気であるという認識が乏しいことがあり、医師が診断し、必要と認めれば一定の条件の下で強制的に入院させることがあるからである。

　例えば、「医療保護入院」は、本人の入院の同意が得られない場合に、患者の保護者が同意し、精神保健指定医という一定の経験と研修等を経た医師が診察し、その必要を認めれば患者の同意なしに入院させることができるのである。また、「措置入院」は、入院させなければ自傷他害（自分自身を傷つけたり、他人に害を及ぼす）を行なうと判断される場合に、保護者の同意がなくても、2人以上の精神保健指定医が同時に必要と認めれば、患者の同意なしに入院させることができる。その他にも、緊急措置入院、応急入院という、強制的に入院をさせる形態もある。

　このように、精神科医療には、患者本人の同意を得ないで強制的に入院させることができるという特徴がある。

　次に、精神科病院の病棟の構造は、開放病棟と閉鎖病棟に分かれているのが一般的である。病院によっては開放病棟のみの病院、閉鎖病棟のみの病院もある。閉鎖病棟は、入口に鍵がかけられ、病棟に自由に出入りができない構造になっている。入口の鍵は職員が厳重に管理している。

　先に述べたように、精神病患者は「病識」がないことがある。そのような患者は病気という認識がないので、精神科病院に入院している理由が十分理解できない。そこで、病識のない患者が精神科病院を勝手に出て行ってしまう「離院」という事態も発生する。離院は医療の中断のみならず、自殺、自傷、交通事故発生の可能性もあり、さらに病院にとっては重大な医療事故と

なるおそれもある。このような離院の防止が、閉鎖病棟が存在する大きな理由となっている。

しかし、実際には「任意入院」という本人の同意に基づいて入院した患者の中にも、閉鎖病棟にいる患者が多数いることがわかっている。「精神保健及び精神障害福祉に関する法律第37条第1項の規定に基づき厚生労働大臣が定める基準（昭和63年厚生省告示第130号。改正を経て2013年1月現在、平成18年厚生労働省告示第660号）」（以下、37条1項基準）は、次のように定めている。

> 任意入院者は、原則として、開放的な環境での処遇（本人の求めに応じ、夜間を除いて病院の出入りが自由に可能な処遇をいう。以下「開放処遇」という。）を受けるものとする。

厚生労働省の精神保健福祉資料によると、2010年6月30日現在、全国の17万3,929人の任意入院患者のうち、8万5,219人が閉鎖病棟で療養している。さらに、隔離をされている9,132人の患者のうち任意入院の者が1,021人、身体拘束されている患者8,930人のうち任意入院の者は1,162人であった。これらの患者数は「任意入院者は原則として開放的な環境での処遇」という基準から乖離していることを示しているといえるだろう。

3 隔離と身体拘束の実態

さて、以上述べてきたような精神科病院の閉鎖病棟の中に、外から鍵がかけられ、内側からは開けることのできない1人部屋がある。それが隔離室（保護室）である（以降、状況に応じて「隔離室」と「保護室」を使い分けることにする）。

「精神保健及び精神障害者福祉に関する法律第36条第3項の規定に基づき厚生労働大臣が定める基準（昭和63年厚生省告示第129号。改正を経て現在、平成12年厚生省告示536号）」（以下、36条3項行動制限）は、隔離を「内側から患者本人の意思によっては出ることができない部屋の中へ1人だけ入室させる

ことにより当該患者を他の患者から遮断する行動の制限をいい、12時間を超えるものに限る」と定義している。ここでいう「内側から患者本人の意思によっては出ることができない部屋」が隔離室である。2010年6月30日現在で全国の精神科病院に1万1,116床の隔離室があり、9,132人の方が隔離されている。[1] およそ8割の利用率ということになる。

　これだけ多く存在する隔離室であるが、その実態はなかなか窺い知ることができない。看護師向けの雑誌に精神科病院内の隔離室の写真が出ることもあるが、それは全国にある隔離室の一部にすぎず、その実態はよくわからないのが実情といえよう。

　ただ一般的にいえることは、自らは外に出られないように施錠されるということと、患者の自殺や自傷を防ぐために室内はできるだけ物を置かない構造になっているということである。なかには「部屋のほぼ中央に和式の便所があるだけの狭い保護室」[2]のようなところや、鉄格子を使用した保護室もまだあるようである。患者は、食事、排泄、睡眠などの日常生活をこのような狭い空間で営むことになる。

　次に、隔離や身体拘束はどのような人を対象に行なわれるかを見てみよう。37条1項基準では、次のように規定している。

　隔離については、
　ア．他の患者との人間関係を著しく損なうおそれがある等、その言動が患者の病状の経過や予後に著しく悪く影響する場合
　イ．自殺企図又は自傷行為が切迫している場合
　ウ．他の患者に対する暴力行為や著しい迷惑行為、器物破損行為が認められ、他の方法ではこれを防ぎきれない場合
　エ．急性精神運動興奮等のため、不穏、多動、爆発性などが目立ち、一般の精神病室では医療又は保護を図ることが著しく困難な場合
　オ．身体的合併症を有する患者について、検査及び処置等のため、隔離が必要な場合

身体拘束については、
ア．自殺企図又は自傷行為が著しく切迫している場合
イ．多動又は不穏が顕著である場合
ウ．ア又はイのほか精神障害のために、そのまま放置すれば患者の生命にまで危険が及ぶおそれがある場合

　これを見ればわかるとおり、身体拘束のほうがその適用範囲が狭く、「他の患者に対する暴力行為や著しい迷惑行為、器物破損行為が認められ、他の方法ではこれを防ぎきれない場合」での実施は認められていない。これは身体拘束のほうがより強い行動の制限であることを考えれば当然のことであろう。
　次に、隔離や身体拘束の実施は、精神保健福祉法36条3項により「指定医が必要と認める場合」と限定している。また、精神保健福祉法18条1項は「厚生労働大臣は、その申請に基づき、次に該当する医師のうち19条の4に規定する職務を行うのに必要な知識及び技能を有すると認められる者を、精神保健指定医（以下、「指定医」という。）に指定する」としており、ここでいう「指定医」とは、精神保健指定医を指している。精神保健指定医とは、医師のうち5年以上の臨床経験や一定の研修課程を修了した者を精神保健指定医として国が認定しているもので、その者に限って行動制限の指示ができるようにしているのである。ただし、12時間を超えない隔離は、精神保健指定医でない医師の指示でも実施が可能である。
　隔離や身体拘束が実施されるパターンとしては、第1に精神保健指定医が診察室で診察中の患者に対し隔離や身体拘束が必要と判断し、その指示によりなされる場合、第2に病棟に入院中の患者について、隔離や身体拘束の実施を看護師が医師に要請して行なわれる場合とがある。いずれの場合も、診察の結果、隔離・身体拘束が必要と判断された場合は、患者に対して実施する旨の説明を行なうことになる。
　37条1項基準の「遵守事項」では、

第1章　隔離・身体拘束とは　17

「隔離を行うに当たっては、当該患者に対して隔離を行う理由を知らせるよう努める」

「身体的拘束に当たっては、当該患者に対して身体的拘束を行う理由を知らせるよう努める」

とされている。

ここでは、「努める」という努力義務規定になっているが、これは実際には落ち着いた状況で、それを聞き入れてくれるかどうかがわからないからである。その場合でも、患者に対して書面による告知を行ない、隔離や身体拘束を行なうのが一般的である。書面の例を次に示す[3]。

〔様式1〕

隔離を行なうに当たってのお知らせ

○○○○　殿

　　　　　　　　　　　　　　　　　　　　平成　　年　　月　　日

1　あなたの状態が、下記に該当するため、これから（午前・午後　時　分）隔離をします。
2　下記の状態がなくなれば、隔離を解除します。

記

ア　他の患者との人間関係を著しく損なうおそれがある等、その言動が患者の病状の経過や予後に悪く影響する状態

イ　自殺企図又は自傷行為が切迫している状態

ウ　他の患者に対する暴力行為や著しい迷惑行為、器物破損行為が認められ、他の方法ではこれを防ぎきれない状態

エ　急性精神運動興奮等のため、不穏、多動、爆発性などが目立ち、一般の精神病室では医療又は保護を図ることが著しく困難な状態

オ　身体的合併症を有する患者について、検査及び処置等のため、隔離が

必要な場合
　カ　その他（　　　　　　　　　　　）
　　　　　　　　　　　　　　　　　　　　　医師の氏名

〔様式2〕

　　　　　　　身体的拘束を行なうに当たってのお知らせ
　○○○○　殿
　　　　　　　　　　　　　　　　　平成　　年　　月　　日

1　あなたの状態が、下記に該当するため、これから（午前・午後　時　分）
　身体的拘束をします。
2　下記の状態がなくなれば、身体的拘束を解除します。

　　　　　　　　　　　　　　記
　ア　自殺企図又は自傷行為が著しく切迫している状態
　イ　多動又は不穏が顕著である状態
　ウ　ア又はイのほか精神障害のために、そのまま放置すれば患者の生命に
　　まで危険が及ぶおそれがある状態
　エ　その他（　　　　　　　　　　　）
　　　　　　　　　　　　　　　　　　　　精神保健指定医の氏名

　それでは、隔離や身体拘束とはどのような状況の下で行なわれるのだろうか。日本総合病院精神医学会が隔離・身体拘束実施における指針を出している[4]。これから見ていくことにする。

・身体拘束の「実施」
　患者が身体的攻撃性を向けてくることに備えて、安全に徒手拘束をするに足る人数を集める。集めるべき人数は相手の体格や攻撃性にもよるが、四肢の一肢ずつを確保するための4名に加えて、頭部の保護および司令塔の役割

を担う1名、必要に応じて注射などの処置を実施する1名の6名以上が好ましい。頭部の保護とは、四肢を確保する4名に対する患者の咬みつきを防ぐ作業も含まれる。また圧倒的多数で対応することは相手の戦意を喪失させることにつながるため、格闘になる状況を未然に防ぐ効果がある。逆に少人数で対応するほど格闘になる可能性が高くなる。

・隔離の「実施」
　患者が身体的攻撃性を向けてくることに備えて、安全に徒手拘束をするに足る人手を集める。集めるべき人数は相手の体格や攻撃性にもよるが、身体拘束の際と異なり保護室への誘導にあたって徒手拘束まで必要とすることは多くないので、身体拘束開始の際に望ましいとされる6人より少なくてよいことが多い。

　隔離に対応する医療スタッフは、身体拘束より少なくてよいことが多いとされている。指針に示されるように、医療現場では、同意のないなかでの隔離や身体拘束が実施されることも多く、緊迫した状況にもなりうるのである。
　さて、隔離は、上述のように隔離室に患者を入れるというものだが、身体拘束では、器具を用いた拘束が行なわれる。具体的にはどのようなものかを見てみよう。
　36条3項行動制限によると、身体拘束は「衣類又は綿入り帯等を使用して、一時的に当該患者の身体を拘束し、その運動を抑制する行動の制限」と定義されている。
　37条1項基準の身体拘束についての「基本的考え」によると、「身体的拘束を行う場合は、身体的拘束を行う目的のために特別に配慮して作られた衣類又は綿入り帯等を使用するものとし、手錠等の刑具類や他の目的に使用される紐、縄その他の物は使用してならないものとする」とされている。ここにあるように手錠等の刑具類や他の目的に使用される紐の使用を禁じているのは当然のことだろう。逆にいえば、過去にはこのようなものが使われていたことが推測される。また、ここでいう「身体的拘束を行う目的のために特

写真1

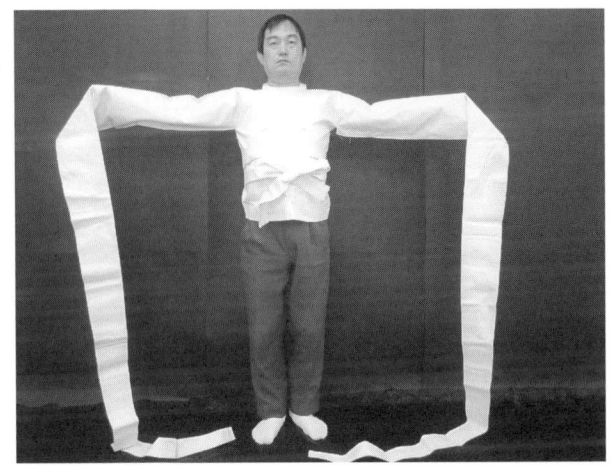

別に配慮して作られた衣類」とは「拘束衣」といわれるもので、これを装着することによって手足の自由を奪う。

写真1のように、一見、袖の長い柔道着様のものである。まず、両手を長い袖に通す。袖の長い柔道着の上着を前後逆に着るようなイメージである。

手を通したあと、背中の拘束衣の空いた部分をしっかり閉じ、左右に4、5本ある紐を結ぶ。胸からぶら下がっている紐を後ろに回し縛る。さらに両手部分の余った長い袖口を縛って袖口をふさいだうえで、両手を後方に回し、背中にある紐と結んで縛る（写真2）。

装着後を後ろから見ると、写真3のようになる。

後ろに回った手は、どんなに力を入れても前方に持ってくることはできない。

なお、写真のとおり、拘束衣では両足はフリーの状態である。このままでは歩き回られることがあるので、以前は拘束衣を装着したまま柱や鉄製の輪に括りつけることもあったようである。

37条1項基準では、拘束衣の使用は許容されているが、現在は拘束衣よりも病院向けに販売されている外国製の拘束具を用いることが多くなってきているようである。

第1章　隔離・身体拘束とは　21

写真2

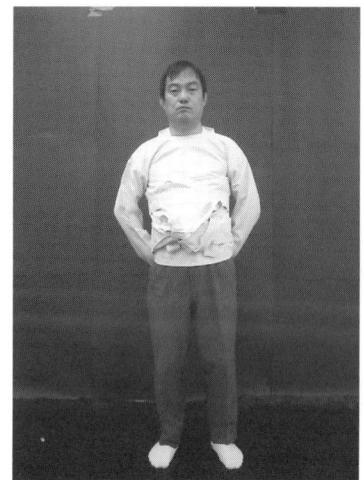

写真3

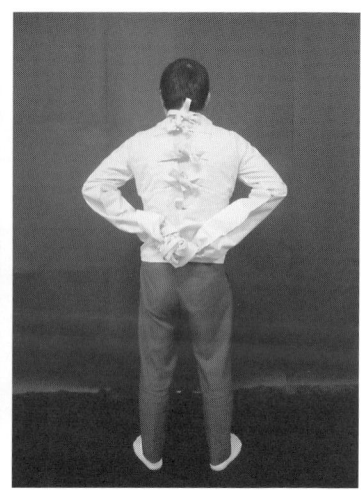

写真4

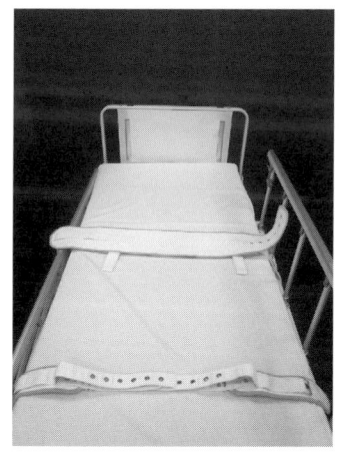

　次に、一般に現在多くの病院で用いられるようになってきている拘束具による身体拘束とはどのようなものかを見てみよう。
　使用方法は、まず腹部用ベルトと足用のベルトをマットレスの上に載せ、それぞれのベルトをベッドに取り付ける（写真4）。

写真5

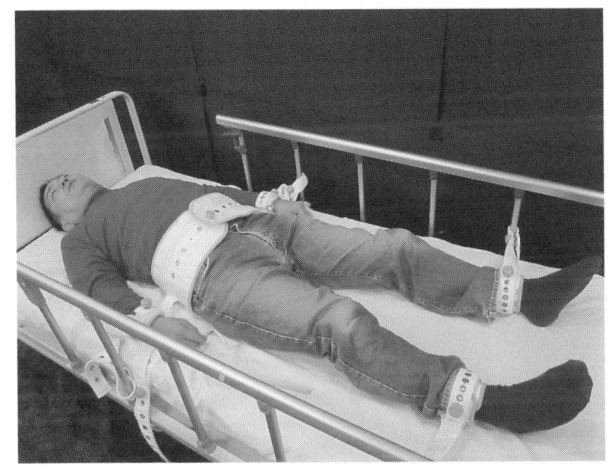

　この上に患者を仰向けに寝かせ、ベルトを腹部に巻き、パテントボタンと呼ばれる特殊なボタンでベルトを留める。このボタンはベルトの穴に入れると自動的にロックされる。外すときは、マグネットキーと呼ばれる専用の磁石を付けると簡単に外すことができる。これで腹部の固定は終わりである。このように固定することで、ベッドから転落することを防ぐことができる。

　次に、足用のベルトを患者のそれぞれの足首に巻き、それをパテントボタンで留める。これで足の拘束は終了である。つづいて手の拘束をする。小ぶりのベルトを患者の手首に巻き、それをパテントボタンで留める。そして、このベルトを先程用いた腹部用ベルトとベッドに固定することで手首の固定は終了する。

　以上のように、腹部、左右の手首、左右の足首を固定することを5点拘束と呼ぶこともある。5点拘束をされた状態が写真5である。

　実際に5点拘束を受けてみると、非常に強力で、ベッドから離れることはほぼ不可能といってよい。腹筋にある程度の力があれば、上体を起こすことまでは可能である（写真6）。

　ただし、ベッドを離れられないということは、トイレに行くこともできない状態であることを意味する。身体拘束中であれば、尿意を訴えても一時的

第1章　隔離・身体拘束とは　23

写真6

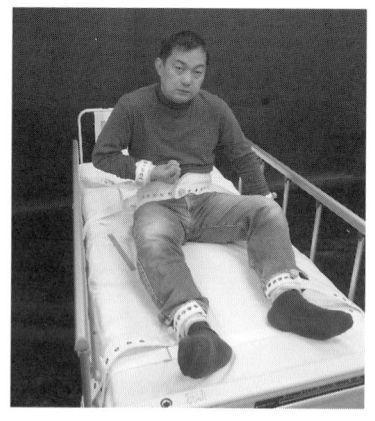

に拘束を解かれトイレに行けるとは限らない。そのため、オムツを使用することになり、その中に排泄せざるをえなくなることもある。また、水が飲みたくなっても、同様に解除され水飲み場に行けるとは限らない。そのさいは、拘束を受けたままギャッジアップ機能と呼ばれるベッドの背上げ機能を用いて上体を起こし、吸い飲みという急須型の容器で看護師などから水分の補給をしてもらうことになる。

さらに、上体を起こすこともできないようにする方法として、5点拘束に加えて肩ベルトをする方法がある（写真7）。

この場合、上体は、ほとんど起こすことができない（写真8）。

筆者は、隔離室への隔離、身体の5点拘束、肩ベルトもした状態の身体拘束の3パターンを模擬体験してみた。

いずれも体感した時間は、その倍以上に感じられた。私が受けた隔離や身体拘束は、1時間で解除するという約束に基づいて行なわれたが、実際の隔離や身体拘束は同意がなされず行なわれることが多い。同意していないうえに、いつ解除されるかもわからないとしたら、耐えられないだろうというのが実感である。また、隔離や身体拘束をされている最中は、自分が隔離や身体拘束を受けていることを直視せず、できるだけ意識をそらせて時間をやり過ごそうという気持ちになった。眠ってしまうのが一番楽だろうと思えたし、

写真7

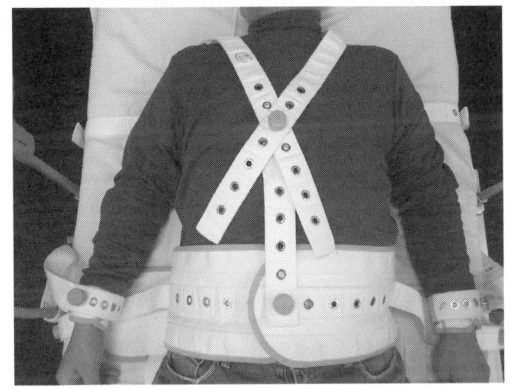

写真8

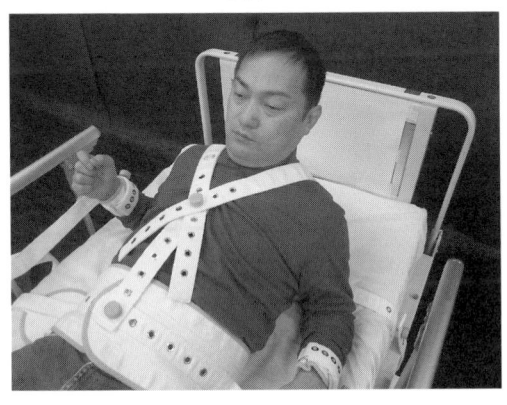

さらに意欲が低下し、抑うつ的になっていくようにも感じた。

　また、隔離や身体拘束を受けている最中は、非常に物音に敏感になった。何もない隔離室に1人でいたり、身体拘束を受けていると、することが何もないので、病棟内の椅子を引く音、看護師と患者の話し声などが、普段よりよく聞こえるのである。

　また、通常の隔離や身体拘束をする場合の基準に則って、隔離時は30分に1回、身体拘束時は15分に1回の看護師の観察（巡視）を受けた。隔離や身体拘束を受ける身になってみると、看護師が来てくれることが何よりもあり

がたく、待ち遠しく感じられた。この看護師との関係性が、隔離や身体拘束をより耐えやすいものにするかどうかを決めるとも思えた。

　筆者は、隔離されたときに、隔離室の隅にある剥き出しの和式便器で小用を足せるかどうかを試してみた。小用の最中に看護師が来るのではないかと不安な気持ちでいっぱいになり、それができたのは30分経過時の観察を受け、看護師がいなくなった直後であった。その時間帯が最も見られる可能性が低いと思われたからである。女性患者の場合はより緊張を強いられるものになるだろうと思われた。

　以上のように、隔離や身体拘束を受けることは、非常に大きな精神的・身体的負担であり、不必要に長期間実施されることはあってはならないし、実施のさいにも、される側の心理状態などを勘案した丁寧な対応が必要であると思われる。隔離室で食事もすることを考えると、便器が目に触れないように工夫するなど、さらなる環境改善が必要であろう。

　さて、これまで隔離と身体拘束の実態について述べてきたが、精神科病院内で主に認知症患者の高齢者に対して装着が行なわれる安全ベルトについて取り上げる。

　安全ベルトは、車椅子を使用している患者に対し、車椅子からのすべり落ちを防止する目的でなされるものである。これは、車椅子に坐っている患者の股の下にベルトを通し、患者の腰部分を車椅子に固定するものである（写真9）。

　いったん固定されれば、立ち上がろうとしても不可能である（写真10）。

　このように、安全ベルトは強力に患者の身体を車椅子に固定している。認知症患者は自分自身の歩行能力が低下していても、それがわからずに立ち上がって転倒し、怪我をしてしまうことがある。これを防止するために安全ベルトが用いられるのである。

　安全ベルトが身体拘束かどうかは、見解が分かれている。公益社団法人日本精神科病院協会は、旧厚生省に疑義照会をした結果を『精神保健福祉法実務マニュアル』として出版し、次のように述べている。

写真9　　　　　　　　写真10

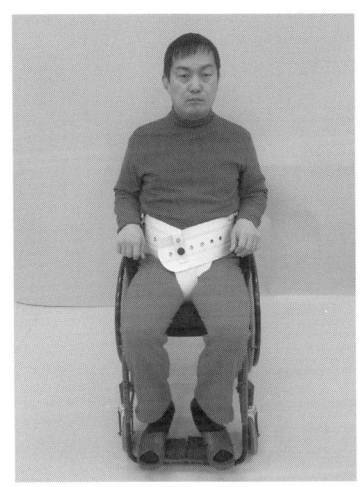
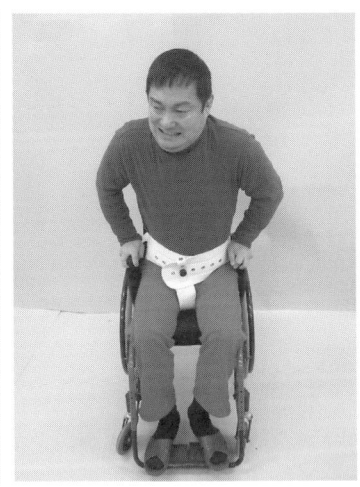

　質問：老人等の車椅子における転落防止のためのベルト等による固定は拘束に当るか。
　回答：寝たきり予防や食事のために車椅子に移乗させたり、車椅子での移動の際の車椅子からの転落・ずり落ち防止のためのベルト等を使用することは、身体拘束には当りません。ただし、恒常的にベルトで固定する場合には身体拘束に当ります[5]。

　しかし、このような考え方に対し、点滴中の固定、車椅子へのベルト固定について「本人によって解除できない固定は、（恒常的でない場合も）身体的拘束というべきである[6]」という反対の意見もある。
　実際に精神科病院の認知症専門病棟においては、安全ベルトはかなり用いられているように仄聞する。日本精神科病院協会の見解は、いわば現状追認のものといえる。そして、何をもって「恒常的」とするかは運用に任されているともいえよう。一方、反対意見は、36条3項行動制限にある身体的拘束の定義である「衣類又は綿入り帯等を使用して、一時的に当該患者の身体を拘束し、その運動を抑制する行動の制限」を厳密に解釈している。

日本精神科病院協会の見解は「恒常的なら身体拘束に当る」としているが、身体拘束とはそもそも一時的なものであるはずである。安全ベルトをすることによって、転倒せずに車椅子による生活圏が拡大するという意見もあるが、安全ベルトに安易に頼ってしまうことにより、歩行能力を維持・向上するためのリハビリテーションをする契機が失われたり、職員の身体拘束に対する抵抗感が少なくなっていくという危険性もある。

　また、看護師養成教育で用いられる教科書では、「1．転倒、転落防止のためのベッドや車椅子への抑制　2．点滴または栄養カテーテル等のルート抜去を防止するための抑制（筆者注：「抑制」は身体拘束をソフトに言い換えたものである）」は、「短時間であれば精神保健福祉法に規制される『身体拘束』にはあたらないので区別が必要である」としており[7]、さらに問題であるといえる。

1） 厚生労働省：平成22年度精神保健福祉資料.
 〈http://www.ncnp.go.jp/nimh/keikaku/vision/data.html〉
2） 吉浜文洋：保護室の過去、現在、未来. 精神科看護, Vol.35 No.8: 12-19, 2008.
3） 高柳功, 山角駿：改訂精神保健福祉法の最新知識―歴史と臨床実務. 中央法規, 2007.
4） 日本総合病院精神医学会教育・研究委員会：身体拘束・隔離の指針. 星和書店, 2007.
5） 社団法人日本精神科病院協会：精神保健福祉法実務マニュアル. 2000.
6） 金子晃一他：精神保健福祉法―その理念と実務. 星和書店, 2002.
7） 川野雅資編：精神看護学Ⅱ　精神臨床看護学. ヌーヴェルヒロカワ, 2010.

第 2 章

5つの事件

1　増えつづける隔離・身体拘束

　前章において、隔離や身体拘束の実態について考察した。隔離や身体拘束を受けることは、患者にとって非常に大きな精神的・身体的負担であり、不必要にそれが長期間実施されることは避けるのが望ましいと考えられる。

　それでは、わが国の精神科病院には、どれくらいの患者が、どれくらいの時間継続して隔離や身体拘束をされているのだろうか。

　隔離や身体拘束をされている患者数は、ここ10年ほどで増加してきている。これを図1に示す。隔離は、1998年に7,370人だったものが2010年には9,132人と1.2倍に、身体拘束は、2003年に5,109人だったものが2010年には8,930人と1.7倍にもなっている。しかし、これらの患者がどれくらいの時間、隔離や身体拘束をされつづけているかはわからない。

　1999年に、身体拘束中に吐いた物を喉に詰まらせ患者が死亡するという「犀潟病院事件」が起き、それをきっかけとして同年、「厚生科学研究」という国の補助金を受けた大規模な調査が実施された。この調査では隔離や身体拘束の実施時間についての回答が一部ながら得られている。調査結果から見ていくことにしよう。

　調査は、精神科病床を有する全国1,548病院に調査用紙を送り、1,090病院から回答を得ている。この1,090病院の病床数合計は24万6,616床であった。

図1　隔離・身体拘束を受けている患者数の推移

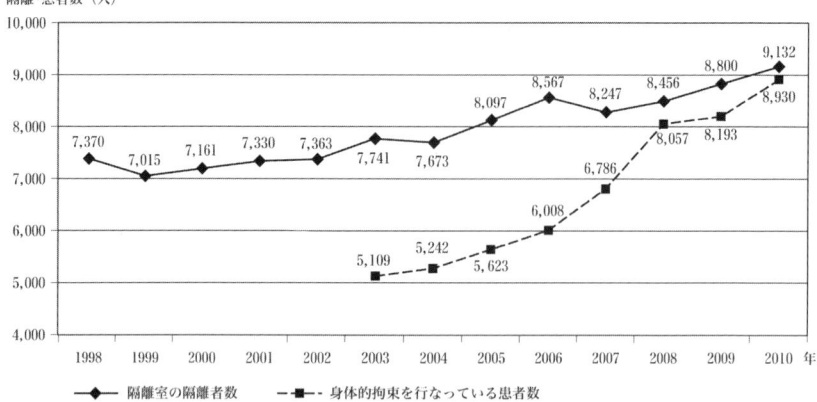

注）（独）国立精神・神経医療研究センター精神保健研究所のデータを参考に筆者が作成した。なお、「隔離室の隔離者数」については、隔離の定義である「内側から患者本人の意思によっては出ることができない部屋の中へ1人だけ入室させることにより当該患者を他の患者から遮断する行動の制限をいい、12時間を超えるもの」（36条3項行動制限）に基づく。集計は2003年以降。

　1999年6月30日現在、隔離を実施されている患者は5,388人、身体拘束を実施されている患者は4,412人、個室や隔離室で隔離されつつ身体拘束を受けている患者が255人、以上の合計1万0,055人（対病床比率4.1％）が隔離や身体拘束を受けていた（全数調査ではないため上記図1の数値とは異なる）。

　隔離や身体拘束は、病状などの要因により一時的に中断することもあるが、この調査では中断を一切行なっていない者を「持続的に隔離・身体拘束を受けている者」とし、その群の実施継続期間を集計している。内訳は図2のとおりである。また、上記とは別に、個室や隔離室で隔離されつつ身体拘束も受けている患者が72人いた。[1]

　図からも、わが国では、隔離・身体拘束共に1カ月以上実施されている比率が高く、いったん隔離や身体拘束をされてしまうと長期化する可能性が高いことがうかがえる。

　それでは、世界的に見るとどうであろうか。隔離・身体拘束の平均実施時間の調査データは限られているが、国際比較を行なった研究データを図3に示す。[2] 各国とも隔離・身体拘束の実施は数時間から数十時間単位である。

図2 隔離・身体拘束を受けている患者の実施継続期間

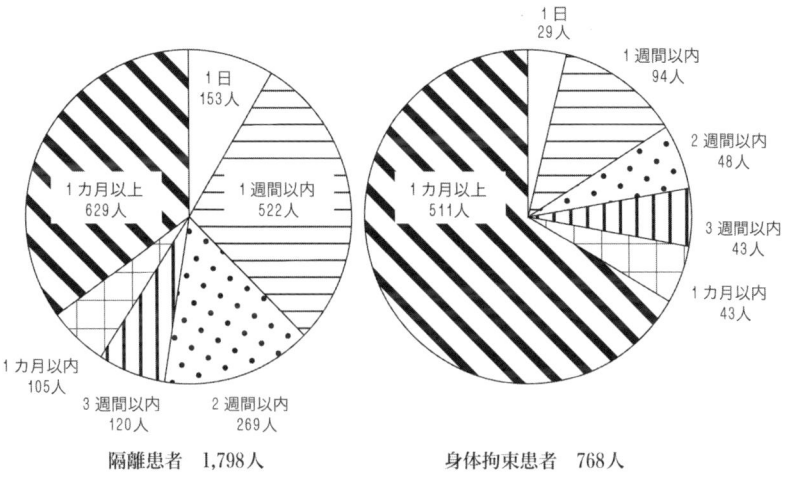

図3 隔離・身体拘束を受けている患者の平均実施時間

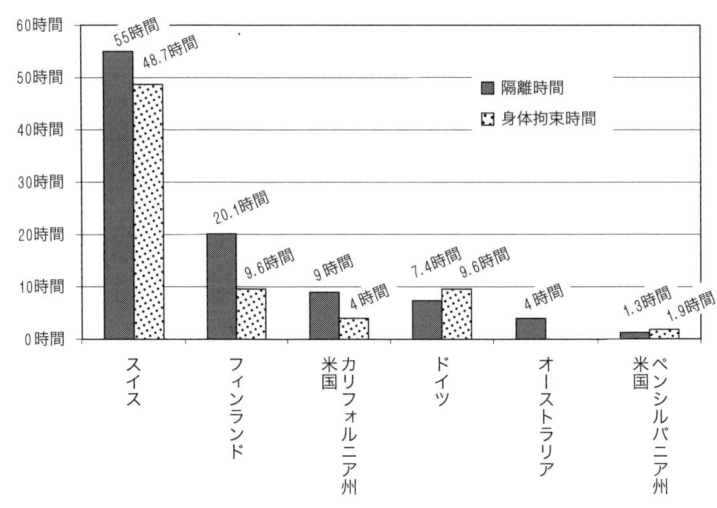

 以上のように、わが国の隔離・身体拘束は年々増加してきており、その実施時間も海外と比較して長時間に及んでいることがわかる。

2　5つの事件

さて、わが国においては、隔離・身体拘束が諸外国に比べても長期化していることがわかった。隔離・身体拘束を受けること自体が大きな精神的・身体的負担であるが、それを受けることによる危険性はないのだろうか。以下、隔離や身体拘束にまつわる事件や事故について述べ、考察することにしたい。

（1）　犀潟病院事件

犀潟病院事件は、国の補助金を得た隔離・身体拘束の大規模な調査実施のきっかけとなった事件である。1998年5月、新潟県大潟町（当時）の国立療養所犀潟病院の精神科病棟において、入院中の51歳の女性が医師の診察を受けずに、看護師の判断によって布の帯で両手と腰を拘束され、吐いた物を喉に詰まらせ窒息死した。[3]

第1章で触れたように、法律上は、隔離や身体拘束は精神保健指定医という一定の臨床経験と研修課程を修了した医師でなければ、その指示を出すことができない。しかし、同院では、この死亡した患者以外にも診察なしの隔離などが常態化し、医師の診察がないまま現場の看護師が隔離・身体拘束を行なっていたのである。

事件発生後、同年10月、当時の厚生省公衆衛生審議会精神保健部会で「国立療養所犀潟病院問題について」が議題となった。このときの議事録から事実関係部分を抽出し、以下に要約する。

この事件の患者は1998年5月15日に死亡したが、患者の同年3月11日のカルテには医師の指示として、「不穏時、興奮時抑制して下さい。他患者に迷惑をかける場合には隔離して下さい」とあった（ここでいう「抑制」とは医療関係者が身体拘束を指す言葉である）。このように、患者を診察せずに身体拘束の指示を月毎に一括して出していた。

その後、新潟県が7月2日、8月10日の2回にわたって精神保健福祉法に基づく立入検査を実施し、本事件の患者の処遇と、同病院の閉鎖病棟および

老人性痴呆疾患病棟に入院している患者で、過去1年間に隔離・身体拘束を受けたことのある患者に対する調査が実施された。そこでは、新たにさまざまな問題点が判明した。

　まず、この死亡患者以外で身体拘束を受けていた患者46人のうちの9人、隔離されていた34人のうちの6人は、カルテに厚生省令で定める必要事項の記載がなかった。また、隔離を受けたある患者の看護記録には「精神状態をみて、不穏傾向なら隔離しても良い。看護者の判断で良い」という記載があった。また、別の患者のカルテでは「日常生活行動を援助するため、逸脱行動を制限するために、必要に応じて拘束を行う。上記については、今後指示があるまで毎日行うものであり、一々の指示はせずに、時に応じて行うものとする」という記載があって、同日以降の身体拘束の記載が一切ないものもあった。

　以上が議事録からの抽出した事実関係である[4]。

　隔離・身体拘束関係全体では、「診療録に隔離、拘束の理由、期間などの記載がない」（15件）、「閉鎖病棟と廊下の二重扉の内側に患者を閉じ込めていた」（2件）、「『看護者の判断で隔離してよい』と看護記録に記載していた」（1件）、「任意入院であるのに頻繁に隔離、拘束が行われていた」（6件）など、20件以上の問題となる事項があったことが判明した[5]。

　さらに、隔離・身体拘束以外にも、次のような問題となる事項も指摘されている。「強制的に入院させた患者の入院届、定期病状報告の遅れ」（23件）、「未提出」（33件）、「家庭裁判所から『保護者』の選任を受けていない扶養義務者の同意で強制的に入院させられるのは4週間までなのに、その期間を超えて入院させていた」（3件）、「患者が外部の人との面会や電話をしようとするのを制限したことをうかがわせる記録があるのに、カルテにその記載がない」などである[6]。

　次に、朝日新聞記者が同院院長に質問したやりとりを引用しよう。

記者：患者への身体拘束は適切だったのですか。
院長：亡くなった患者さんは他人の部屋に入り、ものを投げるなどの問題が

多かった。拘束は必要やむを得ない措置だった。問題は、その都度、主治医が患者を診察して、看護婦らに指示すべきなのに包括的な指示のみだった。手続き上の不備があった点は認めるが、不必要な拘束を強引にしたわけではない。

記者：事件当日、患者さんに問題行動はありましたか。

院長：夜、他人の部屋に入ろうとするなど、雲行きが怪しくなった。看護婦はこれは駄目だと判断し、「縛るからね」と言って、腰などを拘束した。看護記録には、いつものことだとして、その経緯を記載しなかった。当日の患者の様子や日常の行動パターンからみて、やむを得なかった。

記者：法違反の拘束、隔離やカルテの不備などが常態化していたようだが。

院長：長期間入院の患者への診察、指示はその都度、カルテに記載せず、手抜きしてしまった。入院期間の短い患者では、丁寧に丹念に記載している。ほかの病院でも長期入院では、カルテ記載がさぼりがちになってしまう傾向があるのではないか。

記者：基本的ルールを守れずに、患者の人権などが守れるとお考えですか。

院長：病院には人の出入り、周りの目もあり、人権侵害などあり得ない。ただ、カルテに記載しないと、「本当に診察したのか」といわれても、弁解できない。医師の防御として、自分の立場を明確にいえるよう、カルテの記載をしっかりするよう、指導している。

記者：人手不足など構造的な問題もありましたか。

院長：96床の閉鎖病棟には（患者を隔離するための）保護室は４室で、確かに少ない。死亡事故の日も、個室がいっぱいで、亡くなった患者を、すぐ見えるような場所で拘束しなかった。手のかかる患者の多いこの病棟では夜勤に３人の看護は必要だったが、（全体の看護態勢の定員が法律で決められており）２人しかあてられなかった。

記者：今後の対応は。

院長：医師の診察、指示などが適切か互いにチェックできるようマニュアルをつくり、来週から始める。主治医も手続き上の不手際を認めており、国の処分などを待っている段階だ。

ここからは隔離・身体拘束をとりまく問題点が浮かび上がる。

まず、隔離・身体拘束は、精神保健指定医が診察をし、その指示により実施されなければならないが、それが守られず、月毎の一括指示で現場の看護師任せになっていた点である。その包括的な指示の内容も、「不穏時」「興奮時」「他患者に迷惑をかける場合」などと曖昧なものも含まれている。

事件後、病院長は「手続き上の不備は認められるが、不必要な拘束を強引にしたわけではない」と述べているが、精神保健福祉法では隔離・身体拘束が必要か否かの判断を精神保健指定医に委ねているのであるから、それをしていなければ「不必要な拘束をしていたわけではない」とは言い切れないであろう。また、病院長は「病院には人の出入り、周りの目もあり、人権侵害などあり得ない」と述べているが、精神科病院は他の、いわゆる一般科の医療と比べると、閉鎖病棟が存在し、非自発的入院がなされることが多い病院でもあり、むしろ人の出入りがしにくく、周りの目が及びにくい場所というのが実情であろう。

当時の厚生省政策医療課長も、犀潟病院事件について「院長はじめ職員の精神保健福祉法に対する認識不足、あるいは患者の人権に対する配慮が欠けていたという大きな問題」があったことを認め、「わが国の精神病院に対する社会的信用を損ね、あるいは本来であれば模範的な医療を行うべき国立機関として信用を失った」と述べている[8]。

新潟県は、同年8月25日、犀潟病院に対し、隔離・身体拘束されている患者の処遇について改善命令を行なっている。

(2) 箕面ヶ丘病院事件

この事件は、大阪府が箕面市の箕面ヶ丘病院に2001年8月8日に抜き打ち調査を実施し、患者に対する違法な身体拘束が発覚したものである。その抜き打ち調査時の状況は、どのようなものであったか。

違法に紐で身体拘束をされていた患者が3人いた。このうち、男性のMさん（当時59歳）は、デイルームの窓の鉄枠に布と紐で繋がれていた。リノリウムの床の上に畳1枚と布団を敷き、ポータブル便器で用を足し、食事もそ

の上で食べていたのである。腰に巻いた紐の届く半径2mの範囲だけが彼の生活場所で、紐が外されるのは入浴と行政が調査に入るときくらいだった。そして、その温和な男性に対して、他の患者たちは「おいポチ、元気か」と冗談半分で声をかけることもあったという。

この患者が身体拘束をされた理由は「乾電池や鉛筆など、目についた物を口に入れるから」というものであったが、約10年前に異物を飲んで開腹手術を受けて以来、ずっと繋がれた状態だった。

大阪府が病院に対して行なう実地指導のさいには、患者数人を任意に選んで院内の様子を聞くことが多いため、その日になると病院側はマイクロバスを用意し、自分の意思で物を言う患者約20人を乗せ、市内をあてもなく走り回っていた。また実地指導では、病棟内に患者が外部に電話をかけられるように公衆電話が設置されているかをチェックするが、普段は置いていない公衆電話が実地指導の日だけは病棟に置かれた。[9]

このような病院の実態は、行政の「抜き打ち」の実地指導によって明るみに出たが、行政が行なう指導は事前にその実施日が病院側に知らされるのが一般的である。事前に通知すれば、同院のように表に出したくないことは見せないようにすることも可能であろう。事前に通知して行なわれる実地指導には限界があるといえる。

（3） 貝塚中央病院事件

2008年1月17日、男性患者Aさんが自宅前で倒れ、市立堺病院に運ばれた。しかし、アルコール依存の症状があったため、同日夜に貝塚中央病院に転院した。4日後の1月21日午前4時半頃、同院男性急性期病棟の6人部屋内で、腹部だけを拘束帯でベッドに固定された状態で、ベッドの左横に体がずり落ち、体重で腹部が強く圧迫されて意識不明となっているところを看護職員によって発見された。ただちに府立泉州救急救命センター（泉佐野市）に搬送され、手術を受けたが3月に死亡した。司法解剖の結果、死因は腹部圧迫による腸管壊死であった。[10]

この事件では、事故前夜から当日にかけて夜間勤務をしていた男性看護師

が業務上過失致死の疑いで起訴されている。

事件発覚当初、同院が大阪府岸和田保健所に提出した報告書では、1月21日午前0時20分頃、当直医から電話で相談を受けた精神保健指定医の田村善貞理事長が拘束帯を患者に装着するよう指示し、10分後に拘束を始めたとしていた。しかし、事実は異なっていた。

田村理事長は2010年12月の公判において、実際は身体拘束の指示を出しておらず、事件当日の午前9時頃に通常どおり出勤したさいに、病棟看護師長から患者がベッドに腹部だけ拘束された状態で宙づりになったという報告を受けたことを認めたのである。

さらに同理事長は、警察の取り調べ当初は、「午前0時半にB医師から電話があって、拘束の指示をした」と供述していたが、その後、自分が身体拘束の指示を出したようにカルテを改竄したことも認めている。また同病院は、2008年2月25日に岸和田保健所へ事故報告書を提出しているが、この事故報告書においても「21日午前0時20分、指定医へ電話をして、指定医から拘束指示を受けた」と虚偽の記載していたのである。[11]

大阪地裁は2011年4月15日に、拘束帯の締め方が緩かったとして業務上過失致死罪に問われた元職員の看護師に対して、懲役2年6ヶ月、執行猶予4年（求刑・懲役2年6ヶ月）の有罪判決を言い渡している。また、カルテ改竄を指示した田村理事長は2011年4月1日に理事長を辞任している。

この事件の問題点を、改めて整理してみよう。

第1に、精神保健福祉法36条3項によれば「患者の隔離その他の行動の制限は、指定医が必要と認める場合でなければ行うことができない」とし、身体拘束の実施についても「指定医が必要と認める場合」としているが、本件では、身体拘束の実施にあたって精神保健指定医の診察が行なわれず、看護師の独断で実施されている。

第2に、カルテの改竄である。医師法の条文を見てみよう。

第24条
1．医師は、診療をしたときは、遅滞なく診療に関する事項を診療録に記載

第2章　5つの事件　37

しなければならない。
2．前項の診療録であって、病院又は診療所に勤務する医師のした診療に関するものは、その病院又は診療所の管理者において、その他の診療に関するものは、その医師において、5年間これを保存しなければならない。

しかし、この事件では、医師が事実に反するカルテを作成しており、医師法に違反している。

第3に、保健所に対する虚偽の報告である。

さて、事件後、同病院に勤務していた准看護師は、読売新聞記者の取材に対し、「隔離や拘束の指示の『後づけ』は当たり前のように行なわれていた。後から医師に頼み、指示があったようにカルテに書いてもらっていた」と述べている。これは「精神保健指定医の指示により隔離・身体拘束を行う」という精神保健福祉法の規定に違反している。

また、取材に対して准看護師は「他の看護師たちは『あいつ、うっとうしい』と気に入らない患者を保護室に閉じ込めていた」とも述べている[12]。精神保健指定医の指示がないばかりか、医療スタッフの個人的な感情で隔離が行なわれていたのである。このような実態があるにもかかわらず、これらは患者の死亡事故があって初めて明るみに出たのである。

次に、精神科病院における火災により、隔離中の患者が死亡した事故を2件取り上げる。

（4）　成増厚生病院の火災

2006年10月15日午前2時10分頃、東京都板橋区にある成増厚生病院の精神科病棟2階から出火、個室の病室1部屋の布団など約6㎡を焼いた。同じ階の別の個室にいた女性入院患者が一酸化炭素中毒で死亡、別の入院患者2名が重体となったほか、2人が喉などに重傷を負った。火元の個室の男性患者が「布団にライターで火をつけた」と認め、警視庁高島平署が現住建造物等放火容疑で逮捕した事件である。

火元の病室は重症患者向け個室で、外から鍵がかかる構造になっていた。

毎日、夜になると大部屋から個室に移ることになっており、男性患者は火災前日の夜、14日午後9時頃個室に入った。取り調べに対して「ナースステーションにある入院患者の持ち物の保管場所からライターを持ち出し、それを使った」と供述している。病院によると、患者が大部屋から個室に入るときは看護師がチェックするが、14日夜に男性患者が入室するときには異常に気づかなかったという。

死亡した女性患者と怪我をした患者の4人とも重症患者向けの外から鍵のかかる個室の患者だった。この4人は、職員が避難するさいに、煙が充満したため個室の鍵を開けられず、一時、施錠された個室に閉じ込められるかたちになり、駆けつけた消防隊が救助したものである[13]。また、この火事で、同じ病棟に入院していた患者約220人が避難した[14]。

出火当時、南病棟の当直看護師2人が、火元になった男性患者の区画の鍵を開けて救出したあと、バケツで水をかけるなど消火活動を行なったが、病室内に大量の煙が立ち込めたため、残る5区画の鍵は施錠したまま現場を離れ、119番通報したという[15]。

（5） 初石病院の火災

2008年6月7日午前11時頃、千葉県柏市にある初石病院3階の「第7棟」で男性患者が食堂から持ち出したライターで自分の病室のベッドに火をつけ、隣りの病室の男性患者を一酸化炭素中毒で死亡させた。この火災で同病棟の個室3部屋計93㎡が焼け、患者の救助にあたった看護師の女性が煙を吸って軽傷を負った。千葉県柏署などによると、焼けた3部屋は外側から施錠されていた。

同署は6月7日、病院のベッドに火をつけた男性患者を一酸化炭素中毒で他人を殺害したなどとして、この患者を殺人と現住建造物等放火容疑で逮捕した[16]。

以上、2006年の成増厚生病院、2008年の初石病院での火災においては、いずれも外から施錠された部屋の患者が亡くなっている。

第1章でも触れたように、精神科病院には閉鎖病棟があり、その入口は鍵がかけられ、病棟自体に自由に出入りすることができない構造になっている。その鍵のかかる閉鎖病棟の中に、さらに隔離室や外側から鍵のかかる病室があるのである。つまり、そこにいる患者は鍵が二重にかけられた環境下にいることになる。火災などの非常時には、逃げ遅れる可能性がいっそう高まるであろう。また、成増厚生病院のように、火災が夜間の医療スタッフが少ない時間帯に起これば、より危険性は高まるといえる。

1）　浅井邦彦, 五十嵐良雄, 久保田巌他：精神科医療における行動制限の最小化に関する研究. 平成11年度厚生科学研究報告書, 2000.
2）　野田寿恵他：行動制限に関する一覧性台帳を用いた隔離・身体拘束施行量を示す指標の開発. 精神医学, Vol.51 No10, 2009.
3）　朝日新聞朝刊：1998年9月25日.
4）　厚生省大臣官房障害保健福祉部精神保健福祉課：公衆衛生審議会精神保健福祉部会議事録, 1999.
5）　前掲 朝日新聞朝刊.
6）　前掲 朝日新聞朝刊.
7）　前掲 朝日新聞朝刊.
8）　前掲 公衆衛生審議会精神保健福祉部会議事録.
9）　原昌平：箕面ヶ丘病院事件. 精神医療, Vol.32, 2003.
10）　読売新聞夕刊：2008年12月3日.
11）　山本深雪：貝塚中央病院違法拘束死事件傍聴記. 人権センターニュース, 96号, 2011.
12）　前掲 読売新聞夕刊.
13）　毎日新聞朝刊：2006年10月16日.
14）　朝日新聞朝刊：2006年10月16日.
15）　読売新聞朝刊：2006年10月16日.
16）　毎日新聞電子版：2008年6月7日.

第 3 章

法と運用

1　精神保健福祉法と厚生労働省告示

　本章では、隔離・身体拘束にかかわる法律等について取り上げる。精神科医療において、隔離・身体拘束を実施する法的根拠は何であろうか。

　精神保健福祉法第36条第1項は「精神科病院の管理者は、入院中の者につき、その医療又は保護に欠くことのできない限度において、その行動について必要な制限を行うことができる」と規定している。本項が隔離・身体拘束を実施する法的根拠である。

　行動制限には、隔離・身体拘束、通信・面会の制限、外出の禁止、金銭所持の禁止などがある。しかし、精神保健福祉法第36条第2項は「精神科病院の管理者は、前項の規定にかかわらず、信書の発受の制限、都道府県その他の行政機関の職員との面会の制限その他の行動の制限であって、厚生労働大臣があらかじめ社会保障審議会の意見を聴いて定める行動の制限については、これを行うことができない」とし、「精神保健及び精神障害者福祉に関する法律第36条第2項の規定に基づき厚生労働大臣が定める行動の制限（昭和63年厚生省告示第128号。改正を経て2013年1月現在、平成12年厚生省告示第535号）」において、してはならない行動制限を具体的に3つ定めている。以下にその内容（趣旨）を示す。

1．患者が信書（個人間の手紙、書簡）を出したり、受け取ったりすること。ただし、刃物、薬物等の異物が同封されていると判断される信書については、患者に開封させ、異物を取り出した上で本人に渡すことは許される。
2．都道府県、地方法務局やその他の人権擁護に関する行政機関の職員や患者の代理人の弁護士との電話の制限。
3．都道府県、地方法務局やその他の人権擁護に関する行政機関の職員や患者の代理人の弁護士及び患者または保護者の依頼によって患者の代理人になろうとする弁護士との面会の制限。

次に、36条3項行動制限では、行動制限のうち隔離・身体拘束について明示している。

1．患者の隔離（内側から患者本人の意思によっては出ることのできない部屋の中へ1人だけ入室させることにより当該患者を他の患者から遮断する行動の制限をいい、12時間を超えるものに限る。）
2．身体的拘束（衣類又は綿入り帯等を使用して、一時的に当該患者の身体を拘束し、その運動を抑制する行動の制限をいう。）

精神保健指定医は、5年以上の臨床経験や一定の研修課程を修了した医師を国が認定するものであるが、12時間以内の隔離であれば、精神保健指定医でなくても実施することができるようになっている。

さて、精神保健福祉法第37条第1項では「入院中の者の処遇について必要な基準を定めることができる」としている。その処遇について定めたのが、37条1項基準である。冒頭で、まず基本理念が示される。

第一　基本理念
　入院患者の処遇は、患者の個人としての尊厳を尊重し、その人権に配慮しつつ、適切な精神医療の確保及び社会復帰の促進に資するものでなければな

らないものとする。また、処遇に当たって、患者の自由の制限が必要とされる場合においても、その旨を患者にできる限り説明して制限を行うよう努めるとともに、その制限は患者の症状に応じて最も制限の少ない方法により行われなければならないものとする。

ここでは、隔離・身体拘束など患者の行動を制限する場合も、最も制限の少ない方法で行なわなければならないものとされている。
さて次に、37条1項基準では、隔離と身体拘束はどのような考え方に基づいて実施されるものとしているかを見てみよう。

隔離について
1．基本的な考え方
（1） 患者の隔離（中略）は、患者の症状からみて、本人又は周囲の者に危険が及ぶ可能性が著しく高く、隔離以外の方法ではその危険を回避することが著しく困難であると判断される場合に、その危険を最小限に減らし、患者本人の医療又は保護を図ることを目的として行われるものとする。
（2） 隔離は、当該患者の症状からみて、その医療又は保護を図る上でやむを得ずなされるものであって、制裁や懲罰あるいは見せしめのために行われるようなことは厳にあってはならないものとする。
（3） 12時間を超えない隔離については精神保健指定医の判断を要するものではないが、この場合にあっても、その要否の判断は医師によって行われなければならないものとする。
（4） なお、本人の意思により閉鎖的環境の部屋に入室させることもあり得るが、この場合には隔離には当たらないものとする。この場合においては、本人の意思による入室である旨の書面を得なければならないものとする。

身体的拘束について
1．基本的な考え方
（1） 身体的拘束は、制限の程度が強く、また、二次的な身体的障害を生ぜ

しめる可能性もあるため、代替方法が見出されるまでの間のやむを得ない処置として行われる行動の制限であり、できる限り早期に他の方法に切り替えるよう努めなければならない。
（2）　身体的拘束は、当該患者の生命を保護すること及び重大な身体損傷を防ぐことに重点を置いた行動の制限であり、制裁や懲罰あるいは見せしめのために行われるようなことは厳にあってはならないものとする。
（3）　身体的拘束を行う場合は、身体的拘束を行う目的のために特別に配慮して作られた衣類又は綿入り帯等を使用するものとし、手錠等の刑具類や他の目的に使用される紐、縄その他の物は使用してはならないものとする。

以上が隔離と身体拘束の精神保健福祉法上の基本的考え方である。

隔離においては、その「目的」が書かれているのに対して、身体拘束については「代替方法が見出されるまでの間のやむを得ない処置として行われる行動の制限」と、より限定的な使用である旨が記されている。

隔離・身体拘束共に、制裁や懲罰あるいは見せしめのために行なうことを厳に戒めていることは共通である。

また、隔離において、本人の意思により閉鎖的環境の部屋に入室させることが述べられている。これは、ときに患者が相部屋などの環境を望まず、自ら隔離室への入室を希望する場合があり、この場合は隔離にあたらないとするものである。

さて次に、37条1項基準では、隔離と身体拘束のそれぞれの対象となる患者についても述べている。これを表1に示す。

まず、隔離の実施は認められるが、身体拘束の実施は認められないとする場合が3つある。

1つ目は「患者の今後の経過」の「他の患者との人間関係を著しく損なうおそれがある等、その言動が患者の病状の経過や予後に著しく悪く影響する場合」である。

2つ目は「患者の現在の行動」の「他の患者に対する暴力行為や著しい迷惑行為、器物破損行為が認められ、他の方法ではこれを防ぎきれない場合」

表1　隔離・身体拘束の対象となる患者

	隔　　離	身体拘束
患者の今後の経過	他の患者との人間関係を著しく損なうおそれがある等、その言動が患者の病状の経過や予後に著しく悪く影響する場合	認められない
患者の現在の行動	他の患者に対する暴力行為や著しい迷惑行為、器物破損行為が認められ、他の方法ではこれを防ぎきれない場合	認められない
検査などの必要性	身体的合併症を有する患者について、検査及び処置等のために必要な場合	認められない
自殺企図・自傷行為	自殺企図又は自傷行為が切迫している場合	自殺企図又は自傷行為が著しく切迫している場合
患者の現在の症状	急性精神運動興奮等のため、不穏、多動、爆発性などが目立ち、一般の精神病室では医療又は保護を図ることが著しく困難な場合	多動又は不穏が顕著である場合
生命の危険	認められない	精神障害のために、そのまま放置すれば患者の生命にまで危険が及ぶおそれがある場合

である。

　3つ目は「検査などの必要性」の「身体的合併症を有する患者について、検査及び処置等のため、隔離が必要な場合」である。

　「自殺企図・自傷行為」については、隔離が「自殺企図又は自傷行為が切迫している場合」であるのに対し、身体拘束は「自殺企図又は自傷行為が著しく切迫している場合」であり、「著しく」と緊急度がさらに高い場合となっている。

　「患者の現在の症状」に関しては、隔離は「急性精神運動興奮等のため、

第3章　法と運用　45

不穏、多動、爆発性などが目立ち、一般の精神病室では医療又は保護を図ることが著しく困難な場合」なのに対し、身体拘束は「多動又は不穏が顕著である場合」となっており、違いがわかりにくいものとなっている。

逆に、身体拘束のときのみ認められているのが「生命の危険」で、「精神障害のために、そのまま放置すれば患者の生命にまで危険が及ぶおそれがある場合」である。

ここまで、37条1項基準を通じて隔離と身体拘束の対象患者の違いを見てきた。「隔離・身体拘束は、興奮や攻撃性が強く切迫していた自傷他害の危険のある患者に対して行われる治療法である」[1)]という考えもあるが、以上を見てもわかるとおり、隔離の実施は「他の患者との人間関係を著しく損なうおそれ」「迷惑行為」を判断し行なわれる、「治療」とはいえない要素が含まれているのが実態である。その判断は、他の患者との人間関係も含めた、今後の経過まで含まれている。

2　民間団体が策定する諸規定

さて、前節において精神保健福祉法とそれを根拠に存在する厚生労働省告示を見てきた。しかし、実際には、隔離・身体拘束について規定しているものが他にも存在する。例えば、公益社団法人日本精神科病院協会は『精神保健福祉法実務マニュアル』を出版し、その中の「発刊にあたって」において、次のように述べている[2)]。

「法改正に当たり、法の本則は国会を通過しても、その後、政令、省令、局長通知、課長通知等による細かい運用が現場では必要である。(中略)今回も日精協(日本精神科病院協会の略称)はいち早く運用上の諸問題について厚生省の担当官と細かく打ち合わせを行い、会員の疑問に積極的に取り組み、ファックスニュースで速報するなどの対応をしてきた。今回これらをまとめて『精神保健福祉法実務マニュアル』が出版されることとなった」

この『精神保健福祉法実務マニュアル』では、車椅子における転落防止のためのベルト等による固定は身体拘束にあたらないと述べられていることは第1章で述べた。
　また、これとは別に、日本総合病院精神医学会教育・研究委員会も『身体拘束・隔離の指針　日本総合病院精神医学会治療指針3』を出版し、独自の指針を示している[3]。この指針には、次のような文面がある。

　「突発的な自傷他害行為が発生した際に、医師が他の緊急を要する患者に対応中などの理由で現場に急行できない状況にあるときは、看護師は速やかに他の指定医あるいは医師に連絡して指示を受ける必要がある」
　「可及的速やかに実施した職員が『緊急避難としての身体拘束・隔離が実施された場合の報告書』を作成して、委員長に提出する」

としている（ここにある「委員長」とは、院内に設置された「行動制限最小化委員会[4]」の委員長を指していると思われる）。
　そして、同書はその報告書の書式を示している。その書式では看護師などの医療従事者が隔離や身体拘束を実施した場合にその氏名を記入するようになっている。しかし、これまで述べてきたように精神保健福祉法では、隔離・身体拘束は精神保健指定医の指示がなければ実施できないことになっている。ここでは、突発的事態とはいえ、医師の指示がなく看護師などが隔離・身体拘束を行なう手続きが掲載されている。これは、ある学会内の委員会が検討したものであるが、これをこのまま一般化してよいかどうか、精神保健福祉法との整合性などについても、今後さらに広く議論されるべきであろう。

3　憲法と人身の自由

　さて、わが国における隔離・身体拘束の諸規定は、法体系の中でどのように位置づけられているのだろうか。

精神科病院に入院して隔離・身体拘束を受ける人は、精神に障害をもった人である。日本国憲法第14条第1項は「すべて国民は、法の下に平等であって、人種、信条、性別、社会的身分又は門地により、政治的、経済的又は社会的関係において、差別されない」と、法の下の平等をうたっている。しかし、この中には、列挙事由に「障害」は掲げられていない。

　また、憲法第25条では「①すべて国民は、健康で文化的な最低限度の生活を営む権利を有する。②国は、すべての生活部面について、社会福祉、社会保障及び公衆衛生の向上及び増進に努めなければならない」としているが、国の義務として、やはり「障害」には言及されていない。

　これらは「障害と人権の関係について憲法制定当時においては明確な認識がなかったことから生じた時代的な制約である。しかし、そのことは同時に、障害を人権問題とはしないということや平等権や生存権などの憲法上の権利が障害を対象としないことまでを意味することではない」[5]といえるであろう。すなわち、精神に障害をもった人も、当然のことながら法の下の平等において差別されず、健康で文化的な最低限度の生活を営む権利を有するものと考えられる。

　さて、精神科医療においては、本人の意思に反した強制的な入院形態があり、隔離・身体拘束も本人の意思に反して行なわれることが多々ある。精神科医療においては、このような強制の要素を完全に排除することは難しいというのが実情であろう。大谷實は次のように述べている。[6]

「強制は、元来、人身や行動の自由権を侵害するものであり、通常は犯罪や不法行為となるものですが、精神障害者に対する医療保護のために、非任意入院を認めて強制的な医療保護をすることは、人権を侵害するものではなく、正当なものとされるのです」

その一方で、次のようにも述べる。

「このように、精神障害者の医療保護のために、一定範囲の強制ないし人権

の制限は必要かつ不可欠なのですが、しかし、人権の制限は、それが必要であるということのみで正当化されるものでないことに注意しなければなりません」

そして、次の3点を指摘している。

「第一に、人身の自由の制限は、人間性を否定するような残酷なものであってはならないということです。わが国も批准している国連人権規約B規約7条は、『何人も、拷問又は残虐な、非人道的な若しくは品位を傷つける取扱い若しくは刑罰を受けない。特に、何人も、その自由な同意なしに医学的又は科学的実験を受けない』と定めていますし、また、同10条は、『自由を奪われたすべての者は、人道的かつ人間の固有の尊厳を尊重して、取り扱われる』と規定しているところです。そして、日本国憲法18条も、『何人も、いかなる奴隷的拘束も受けない。又、犯罪に因る処罰の場合を除いては、その意に反する苦役に服させられない』と定めているのです。

　第二に、人身の自由の制限は、法律に根拠を置くものでなければならないということです。憲法31条は、『何人も、法律の定める手続によらなければ、その生命若しくは自由を奪はれ、又はその他の刑罰を科せられない』と定めているのであり、法律上の根拠がないのに人身の自由を制限すれば、仮にそれが医療保護にとって必要であるとしても、民事上ないし刑事上の責任を免れません。

　第三に、人身の自由の制限は、何よりも、適正な手続きに基づいて行われなければならないのです。先の国連人権規約B規約9条は、『すべての者は、身体の自由及び安全についての権利を有する。（中略）何人も、法律で定める理由及び手続によらない限り、その自由を奪われない』と定めていますし、憲法31条も『法律の定める手続によらなければ』自由を奪うことはできないとして、いわゆる適正手続条項を定めているのです」

ここから導き出されるのは、日本国憲法の精神に鑑みても、本人の意思に

反した隔離・身体拘束を実施する場合は、人間性を否定するような残酷なものであってはならならず、法律に根拠がある適正な手続きに基づいて実施されなければならないということである。

4　国連原則と障害者権利条約

次に、国際連合における精神保健に関して採択された原則を見てみよう。
1991年に国連総会で「精神疾患を有する者の保護及び精神保健ケアの改善のための国連原則」が採択された。同原則の「原則9　治療」では、

「すべての患者は、最も制限の少ない環境で、最も制約が少なく、もしくは最も侵襲的でない治療によって、自らの健康的ニーズと他の者の身体的安全を保護する必要性にふさわしく、治療を受ける権利を持つ」

とされている。また、「原則11　治療の同意」では、

「患者の身体的拘束または非自発的隔離は、行われないものとする。ただし、公的に是認されている精神保健施設手続に従い、かつ、それが当該患者の、または他の者への即時的ないしは、切迫した危害を防ぐ上で用い得る唯一の手段である場合は、これを除く。この手段は、当該目的のために、厳密に必要とされる期間を超えて延長されないものとする」（広田伊蘇夫：『立法百年史　精神保健・医療・福祉関連法規の立法史』（批評社、2004年）掲載の訳より）

とされている。
さて、2006年12月13日、第61回国連総会において「障害者権利条約」が採択され、2008年5月3日に発効した。その条文を見てみよう。[7]

第14条　身体の自由及び安全

1．締結国は、障害者に対し、他の者と平等に次のことを確保する。
（a）身体の自由及び安全についての権利を享有すること。
（b）不法に又は恣意的に自由を奪われないこと、いかなる自由のはく奪も法律に従って行われること及びいかなる場合においても自由のはく奪が障害の存在によって正当化されないこと。
2．締結国は、障害者がいずれの手続を通じて自由を奪われた場合であっても、当該障害者が、他の者と平等に国際人権法による保障を受ける権利を有すること並びにこの条約の目的及び原則に従って取り扱われること（合理的配慮の提供によるものを含む。）を確保する。

　わが国は、2007年9月28日に本条約に署名したものの、未だ批准していない。だが、現時点（2013年3月）で、すでに127カ国およびEUが本条約に批准している。上記の政府の仮訳文は署名のため閣議に提出したものであるが、今後わが国においても国会提出、本条約の批准に向け、国内法の点検・見直し作業が加速していくことになろう。
　以上、憲法、国連原則、障害者権利条約について述べた。国連原則、障害者権利条約がわが国の国内法に及ぼす影響について、大谷は次のように述べている[8]。

「（1991年に採択された）『精神疾患を有する者の保護及び精神保健ケアの改善のための国連原則』は直接日本政府を拘束するものではなく、これに違反しても国際法上の制裁を受けるわけではない。その意味では、単なる勧告にすぎない。したがってこの原則を盾にとって、『初めに国連原則ありき』といった形で、あたかもこの原則が至上のものであるかのような受け止め方をする向きもあるが、そのような態度は妥当ではない」
「精神病理がある程度社会的・文化的なものを背景とする以上は、精神病者の保護や精神保健の在り方も、国や社会の違いに応じて独自性を有するのは当然といってよく、国連原則が本当に我が国における精神障害者の医療保護に寄与するものであるかどうか、という見地から検討すべきである」

としながらも、

「国連原則は、国際人権 NGO や精神障害者団体ばかりでなく、国際刑法学会および国連専門機関である WHO 等の多くの団体が参加し、長期間にわたって検討した結果として決議されたものであるから、まずそれを尊重するという前提で出発し、国連原則に満たない法の規定やその運用が認められるときには、その内容を吟味し、我が国の精神障害者のケアや権利保護にとって真に妥当なものかを検討すべきである」

とする。また、池原毅和は歴史的経緯も踏まえ、次のように指摘している[9]。

「『障害』を明示的な人権課題と認識した国際人権規範の形成過程は、『知的障害者の権利宣言』（1971年）の後、『障害者の権利宣言』（1975年）、『障害者の機会均等化に関する基準規則』（1993年）を経て、2006年の『障害者権利条約』の採択へと至ることになる。また、この間に、国連総会は1991年に91年国連原則を採択している。『障害者権利条約』に結実し成文化される障害のある人の国際人権規範の形成過程において重要なのは、同条約は障害のある人のために新たな人権を創設するものではなく、むしろ、世界人権宣言以来、認識されず見落とされてきた障害のある人の人権課題を発掘し明示的に認識できるようにしたものであるという点である。したがって、批准によって障害者権利条約が国内法的な法的拘束力を持つ以前においても、同条約の規定の趣旨は法的拘束力を持つ自由権規約および社会権規約の解釈の重要な指針[10]とされるべきである。また、91年国連原則等のこれまでの個別的人権文書も、それ自体は法的拘束力を有するものではないが、自由権規約等の法的拘束力を持つ国際人権規範の解釈指針として重要な役割を有している」

精神疾患を有する者の保護及び精神保健ケアの改善のための国連原則、障害者権利条約は、現時点では完全には国内の法体系に組み込まれていないが、今後は批准に向けた動きにしたがって国内法へ影響を及ぼしていくことにな

ろう。

1） 野田寿恵：行動制限に関する一覧性台帳を用いた隔離・身体拘束施行量を示す質指標の開発．精神医学，Vol.51 No.10：989-997，2009．
2） 社団法人日本精神科病院協会：精神保健実務マニュアル，2000．
3） 日本総合病院精神医学会教育・研究委員会：身体拘束・隔離の指針．星和書店，2007．
4） 行動制限最小化委員会は，「医療保護入院等診察料」の算定のために設置が必須となっているもので，多くの精神科病院に設置されていると推察される．
5） 池原毅和：精神障害法．三省堂，2011．
6） 大谷實：精神科医療の法と人権．弘文堂，1995．
7） 外務省：障害者の権利に関する条約（日本政府仮訳文）
〈http://www.mofa.go.jp/mofaj/gaiko/treaty/shomei_32.html〉
8） 大谷實：精神保健福祉法講義．成文堂，1996．
9） 池原毅和：前掲書．
10） 国際人権規約は，「経済的、社会的及び文化的権利に関する国際規約」（社会権規約ともいう）、「市民的及び政治的権利に関する国際規約」（自由権規約ともいう）、さらに自由権規約の実施措置として個人通報制度を定める「選択議定書」の3つから成り、いずれも1976年に発効した。その後、1989年に採択された死刑廃止をめざす自由権規約の「第2選択議定書」が加わり、さらに2008年には社会権規約の実施措置として個人通報制度等を規定する「社会権規約選択議定書」も採択され、これに加わった（阿部浩己，今井直，藤本俊明：テキストブック国際人権法．日本評論社，2009．）。

※補注：2014年1月20日にニューヨークにおいて、わが国は、「障害者権利条約」の批准書を国際連合事務総長に寄託した。これにより本条約は、2014年2月19日にわが国について効力を生ずることとなった。

第4章

アンケート調査に見る医療現場の意識

1　調査の背景

　本章においては、筆者が実施した隔離・身体拘束に関する医療スタッフに対する意識調査の結果、およびその分析について述べる。

　すでに第2章において、わが国の精神科医療における隔離・身体拘束が、海外に比べて長時間・長期化し、その実施される患者数も年々増加していることについて述べた。

　精神科病院では、医師、看護師、作業療法士、精神保健福祉士、臨床心理技術者など、さまざまな専門職が働いていて、隔離・身体拘束にかかわっている。例えば、看護師は医師に患者の様子を伝え、隔離・身体拘束実施の要請をしたり、逆に解除の相談をしたりしている。

　また院内では、患者の治療方針などを医療スタッフが議論する会議や、行動制限最小化委員会という、隔離・身体拘束の最小化について検討する会議も開催されているのが一般的である。しかし、わが国における隔離・身体拘束の実施数は増加してきている。これは、なぜだろうか。

　医療スタッフが隔離・身体拘束を実施するにあたっては、隔離・身体拘束に関してさまざまな意義やメリットを感じつつ行なっているはずである。それと同時に、患者が受ける不利益、デメリットを感じながら行なっているのかもしれない。本調査は、医療スタッフが隔離・身体拘束を行なうという判

断に至る多様な意識構造を解明することにより、隔離・身体拘束の縮減を阻んでいる要因を発見することをめざして行なわれた。

2　調査の概要

（1）　実施対象

　この調査は、2008年11月から2009年3月にかけて、北信越地域の某県の精神科病院19カ所に協力を依頼し、15カ所から調査研究の同意を得て実施したものである。
　回答者は、当該医療機関の臨床業務に従事する医師、看護師、准看護師、看護補助者、作業療法士、精神保健福祉士、臨床心理技術者であり、合計2,101名に無記名調査票を配布し、1,407名から回答を得た。

（2）　アンケート内容

　実施したアンケートは、表2のような構成になっている。

表2　アンケート項目

尺度（非常にそう思う　～　まったくそう思わないの6段階回答）	
隔離・身体拘束の意義に関する質問 （隔離・身体拘束意義意識度）	11問
＊自殺企図防止に効果的だと思う。 ＊暴力の軽減、予防に効果的だと思う。 ＊転倒の予防に効果的だと思う。 ＊活動が過多の患者をより穏やかにさせると思う。 ＊職員の指示に従ってもらうのに効果的だと思う。 ＊他の患者への迷惑行為の防止に効果的だと思う。 ＊陽性症状を抑え、患者をより穏やかにさせると思う。 ＊適切な使用により問題の重篤化を防ぐことができると思う。	

＊患者はより安全であると感じられると思う。
＊内省的になり自分の行動をよりよく理解することができるようになると思う。
＊患者の保護のために行なうものだと思う。

隔離・身体拘束の不利益の認識に関する質問 （隔離・身体拘束不利益認識度）	10問

＊患者の不安や恐れ、狼狽・動揺が増すと思う。
＊患者の被支配感を強くし、自律性を侵害すると思う。
＊スタッフへの不信を強くさせ、治療関係を悪化させると思う。
＊相手に罪、罰の印象を与えると思う。
＊患者をより攻撃的にし、さらなる怒りや敵意のこもった行動へ繋がると思う。
＊患者は恥ずかしさを感じたり屈辱を感じると思う。
＊患者は過去の身体的または性的虐待を思い出すと思う。
＊患者は抑うつ的になると思う。
＊患者は放置されたと感じると思う。
＊患者の抵抗や拘束具等の事故により、人身事故が発生しやすくなると思う。

隔離・身体拘束の不実施の不安に関する質問 （隔離・身体拘束不実施不安度）	11問

＊本人の人間関係が悪くなるかもしれない。
＊本人の症状が悪化するかもしれない。
＊本人の問題行動の増悪が起こるかもしれない。
＊本人の事故が起きるかもしれない。
＊本人の様子が把握しにくくなるかもしれない。
＊他患が心配するかもしれない。
＊ケアの負担が増え、病棟全体での他患へのケアの質が低下するかもしれない。
＊他患が暴力をふるわれるかもしれない。
＊洗面、入浴、寝具交換などADL（日常生活活動）の指導が大変になるかもしれない。
＊時間を割かれ、記録物など業務の支障となるかもしれない。
＊器物破損が起こるかもしれない。

隔離・身体拘束の業務の肯定度を問う質問 （隔離・身体拘束業務肯定度）	18問

＊患者の人権に十分配慮されていると思う。
＊患者にとって心的に外傷的な体験にならないよう配慮されていると思う。
＊患者の状態の観察頻度は少ないと思う。
＊処遇中の観察・ケアの内容は適当であると思う。
＊処遇に対して患者の理解を得るようにしていると思う。
＊隔離・身体拘束期間が最小限になるような配慮が、行動制限最小化委員会や看護計画等でされていると思う。
＊隔離・身体拘束の適用に関する精神保健指定医の判断は妥当であると思う。
＊適用の要件が遵守されており、濫用されていないと思う。
＊不必要に長期化されていないと思う。
＊隔離・身体拘束に関する医師や他職種間の意見交換は、遠慮なく自由に発言し合えていると思う。
＊医師と他職種との間で、隔離・身体拘束に関する検討は十分行なわれていると思う。
＊隔離・身体拘束の質を向上・管理するための規定・規則が不十分であると思う。
＊適用頻度は適切であると思う。
＊隔離・身体拘束に関する基準は適切だと思う。
＊隔離・身体拘束の手続きは適切に実施されていると思う。
＊隔離・身体拘束を担当する職員に対する研修や専門的知識・技術の提供は、現在適切に行なわれていると思う。
＊医師の指示は疑問を差し挟まず、いかなる場合も遵守している。
＊医師の指示に疑問を感じたときは、すぐにそのことを尋ねるように心がけている。

医療スタッフの病棟環境に対する満足に関する質問 (病棟環境満足度)	16問

＊この病院は患者毎のプライベート空間が十分保たれている。
＊この病院は患者に安心、安全を提供するのに十分なスペースが確保されている。
＊この病院は患者にあるべき治療を行なうために機能的につくられている。
＊この病院は患者の特性に応じた治療が行なえる施設となっている。
＊この病院はするべき業務を行なうのに十分なスタッフを配置している。
＊隔離・身体拘束を受ける患者からのクレームや異議申立が多い。
＊隔離・身体拘束を受ける家族からの異議申立が多い。
＊隔離・身体拘束をすると、スタッフ内からの異議申立が多い。
＊他の職員と、患者についての話し合いを行なうのに十分な時間と機会がある。
＊もっと多くの人員、時間があったなら、もっとよい業務ができるだろう。

＊この病院は医師と他職種において、十分チームワークと協力ができている。
＊治療方針を決定するにあたり各職種すべての意見が考慮されていると思う。
＊患者に関する重要な決定を下すさいに参画できる。
＊いくらかかわっても患者が退院に結びつかず、困難を感じることが多い。
＊専門性を生かした本来の業務が行なえていない。
＊この病院は患者のニードを優先順位で系統立てていないと感じる。

医療スタッフの仕事のバーンアウト（燃え尽き）に関する質問 （バーンアウト度）	17問

＊「こんな仕事、もうやめた」と思うことがある。
＊我を忘れるほど仕事に熱中することがある。
＊こまごまと気配りをすることが面倒に感じることがある。
＊この仕事は私の性分に合っていると思うことがある。
＊同僚や患者の顔を見るのも嫌になることがある。
＊自分の仕事がつまらなく思えて仕方ないことがある。
＊1日の仕事が終わると「やっと終わった」と感じることがある。
＊出勤前、職場に出るのが嫌になって、家にいたいと思うことがある。
＊仕事を終えて、今日は気持ちのよい日だったと思うことがある。
＊同僚や患者と、何も話したくなくなることがある。
＊仕事の結果はどうでもよいと思うことがある。
＊仕事のために心にゆとりがなくなったと感じることがある。
＊今の仕事に、心から喜びを感じることがある。
＊今の仕事に、私にとってあまり意味がないと思うことがある。
＊仕事が楽しくて、知らないうちに時間がすぎることがある。
＊体も気持ちも疲れ果てたと思うことがある。
＊我ながら、仕事をうまくやり終えたと思うことがある。

精神障害者が自立することに対する消極性に関する質問 （精神障害者の自立消極度）	11問

＊激しく変化する現代社会では、だれでも精神障害者になる可能性がある。
＊精神科病院の入院患者は、きびしい実生活にさらされるより、病院内で苦労なく過ごすほうがよい。
＊精神障害者の行動はまったく理解できない。
＊妄想、幻聴のある人でも、病院に入院しないで社会生活のできる人が多い。
＊家族に精神障害者がいるとしたら、それを人に知られるのは恥である。

*精神障害者が普通でない行動をとるのは病状の悪いときだけで、ふだんは社会人としての行動がとれる。
*精神科病院に入院した人でも、信頼できる友人になれる。
*精神科病院が必要なのは、精神障害者の多くが乱暴したり興奮して傷害事件を起こすからである。
*精神障害者は病気の再発を防ぐために自分で健康管理することは期待できない。
*精神障害者が1人あるいは仲間同士でアパートを借りて生活するのは心配だ。
*精神障害者は事件を起こしても決して罪に問われることはない。

患者の暴力に対する脅威の認識に関する質問 (暴力に対する脅威の認識度)	7問

*患者がスタッフの指示に従わない。
*患者が大声をあげる。
*患者がスタッフに言葉で攻撃する。
*患者がスタッフに敵意を示す。
*患者がスタッフに対し仕返しを示唆する発言をする。
*患者がスタッフに対し挑発的な言動をとる。
*患者が物やスタッフに対して物品を投げつける。

患者にかかわる必要性の認識に関する質問 (関与・必要性認識度)	11問

*かかわることによって、暴力傾向の鎮静化を図る必要がある。
*かかわることによって、幻覚・妄想などの症状を軽減させる必要がある。
*1対1でかかわることによって、安全・安心の保障を得られるようにする必要がある。
*かかわることによって、衝動を発散させる必要がある。
*かかわることによって、隔離が遷延化、慢性化している患者に対して意欲の賦活化を図る必要がある。
*かかわることによって、自発性を促す必要がある。
*かかわることによって、ADL(日常生活活動)の向上を図る必要がある。
*かかわることによって、諸症状の再燃を防ぎつつ、適度な対人関係の形成に寄与する必要がある。
*かかわることによって、今後の作業療法への移行をスムーズにする必要がある。
*隔離室内にいる患者は、作業療法の実施によって生活史に密着したアクティビティを思い出させる必要がある。

*かかわることによって、基本的生活リズムの回復を図っていく必要がある。	
状況によってどれくらい人権侵害について妥協するかに関する質問 （人権侵害妥協度）	3問
*一般社会と精神科病院内では、異なる価値基準があるのはやむをえないことであると思う。 *精神保健指定医の事後了承を得る形で、緊急避難的に隔離・身体拘束することはありうると思う。 *状況によって、本人の同意が得られないこと、プライバシーの制限を受けること、本人の自由を奪うこと等、患者の人権が制限されることは、やむをえないことであると思う。	
現状の情報公開についての満足に関する質問 （情報公開満足度）	1問
*現在、隔離・身体拘束に関する情報公開や処置の透明性は保たれていると思う。	
情報公開についての抵抗に関する質問 （情報公開抵抗度）	1問
*隔離・身体拘束について、各病院の実施人数、最小化の実績について、病院外に情報公開することに抵抗を感じる。	
その他の質問	3問
*職員が今より多ければ隔離・身体拘束は現状より減らせると思う。 *隔離・身体拘束は、一般病室に比べ、より綿密で質の高いケアであると思う。 *看護者の日勤帯に隔離・身体拘束の解除者が出ると、その日の看護夜勤者に対し迷惑がかかることはあると思う。	
視覚的アナログ尺度	
臨床場面における隔離・身体拘束の積極性に関する質問 （隔離・身体拘束積極度） 以下のケースで隔離・身体拘束すべきかを直線アナログスケールでチェックする。	3ケース

ケース1

28歳男性。身長185cm、体重80kg。大学では少林寺拳法部に所属し、筋肉質で大柄。大学を卒業後、いったん建設業に就職するも、上司や職場の同僚と意見が異なるたびに大声を上げるなどし、人間関係もうまくいかなくなり、4カ月で退職した。その後親元に住み、仕事はせず、ゲームをする日々がつづいた。

半年程前より、時間を問わず外出しはじめ、歩きながらぶつぶつ言っていると近所の人から苦情がくるようになった。3カ月前のある日突然、「テレビで俺の悪口を言っている」「自分の部屋が盗聴されている」「警察が自分を追い回している」と言い出した。その翌日には駅の便所の鏡を割って警察に保護され医療保護入院となった。病院内に入り、複数職員が病棟へ共に行こうとすると「おまえらグルになっているな」と強い口調で言って職員を睨んでいる。

ケース2

32歳の女性。無職。13年前から抑うつ気分が強くなり自宅の自室にこもりがちになった。10年前にリストカットを行ない、家族の勧めでA精神科病院に任意入院。その後退院し、就労を試みるも1カ月以上の長続きはしなかった。家族に対しトラブルを起こすと「首を吊って死ぬ」「ビルから飛び降りる」などと発言し、リストカットを繰り返し、その後も入退院を繰り返した。今回自宅にて大量服薬による自殺を図り、当院に医療保護入院となった。入院時は職員に「自分が何をしたかわからない」と言っている。

ケース3

38歳男性。統合失調症。5年前より当院に医療保護入院。入院当初より罵倒されるような幻聴がある。被害妄想、独語が著明である。病棟で1人になると水飲み場に行き、水を飲みつづける行動がある。病棟とナースステーションの間の扉を開けると、そこからナースステーションに入ってこようとしたり、職員と話したいときは、状況を把握せずナースステーションの扉を職員が対応するまで叩いて呼ぶことが多い。病棟内では職員がそばにいないと他患の部屋に入って他患のラジカセを持って出ていくこともある。言語は不明瞭のところがある。食事、トイレは自立している。2カ月前より隔離室に入っている。

その他の質問	
以下の患者の状況に対し、医師・看護師等かかわるのに適した職種を問う質問（複数回答可）	12問

＊かかわることによって、暴力傾向の鎮静化を図る。

＊かかわることによって、幻覚・妄想などの症状を軽減させる。
＊1対1でかかわることにより、安全・安心の保障を得られるようにする。
＊かかわることによって、衝動を発散させる。
＊かかわることによって、隔離が遷延化、慢性化している患者に対して意欲の賦活化を図る。
＊かかわることによって、自発性を促す。
＊かかわることによって、ADL（日常生活活動）の向上を図る。
＊かかわることによって、諸症状の再燃を防ぎつつ、適度な対人関係の形成に寄与する。
＊かかわることによって、現実への移行をスムーズにする。
＊かかわることによって、今後の作業療法への移行をスムーズにする。
＊隔離室内にいる患者は、作業療法の実施によって生活史に密着したアクティビティを思い出させる必要がある。
＊かかわることによって、基本的生活リズムの回復を図る。

暴力を受けた経験の有無を尋ねる質問など	3問
＊私は、日本精神科病院協会発行の「精神保健実務マニュアル」について知っていることは右の通りである。（読んだことがあり内容をよく知っている／読んだことがあり内容をだいたい知っている／聞いたことはある／知らない） ＊私は今までに、患者さんを実際に隔離室に入室させる、または実際に身体拘束を行なう仕事に携わったことがある。（ある／ない） ＊私は今までに、患者さんに暴力を振るわれたことがある。（ある／ない）	

　表2にある「隔離・身体拘束意義意識度」「隔離・身体拘束不利益認識度」「隔離・身体拘束不実施不安度」「隔離・身体拘束業務肯定度」「病棟環境満足度」「バーンアウト度」「精神障害者の自立消極度」「暴力に対する脅威の認識度」「関与必要性認識度」「人権侵害妥協度」「情報公開満足度」「情報公開抵抗度」「隔離・身体拘束積極度」は、それぞれの医療スタッフの意識を図る「尺度」である。つまりこれは、ある意識の強さの度合いを測る物差しである。筆者は、医療スタッフの隔離・身体拘束についての意識には、このような内容が含まれているのではないかと仮定し、各尺度を作成した。そして、これを統計学的に分析し、その意識構造の解明に役立てようと考えたのである。

アンケート調査結果は、統計学的な分析を行なうために数量化した。例えば、上記表2の6段階回答の質問については、「非常にそう思う」（6点）、「そう思う」（5点）、「どちらかといえばそう思う」（4点）、「どちらかといえばそう思わない」（3点）、「そう思わない」（2点）、「まったくそう思わない」（1点）と、1点から6点に点数化して、回答結果の合計得点を算出し、統計解析に用いた。

　それぞれの尺度について説明する。

　「隔離・身体拘束意義意識度」とは、医療スタッフが隔離・身体拘束についてどれだけ意義、メリットを意識しているかを測定する尺度である。「自殺企図防止に効果的だと思う」「暴力の軽減、予防に効果的だと思う」「転倒の予防に効果的だと思う」など、11項目の質問から成る。この得点が高ければ高いほどその人は隔離・身体拘束することに意義を感じていることを意味する。

　「隔離・身体拘束不利益認識度」とは、医療スタッフが、隔離・身体拘束を実施することで患者が不利益、デメリットを被ることについてどの程度認識しているかを測定する尺度である。「患者の不安や恐れ、狼狽、動揺が増すと思う」「患者の被支配感を強くし、自律性を侵害すると思う」「スタッフへの不信を強くさせ、治療関係を悪化させると思う」など、10項目の質問から成る。この得点が高ければ高いほどその人は、隔離・身体拘束することで被る患者の不利益を認識していることを意味する。

　「隔離・身体拘束不実施不安度」とは、医療スタッフが隔離・身体拘束しないことによってどの程度不安を感じるかを測定する尺度である。「本人の人間関係が悪くなるかもしれない」「本人の事故が起きるかもしれない」「本人の様子が把握しにくくなるかもしれない」「他患が暴力を振るわれるかもしれない」など、11項目の質問から成る。この得点が高ければ高いほど隔離・身体拘束をしないことによる不安が強いことを意味する。

　「隔離・身体拘束業務肯定度」とは、医療スタッフが現在行なわれている隔離・身体拘束の現状についてどの程度肯定しているかを測定する尺度である。「患者の人権に十分配慮されていると思う」「患者にとって心的に外傷的

な体験にならないように配慮されていると思う」など、18項目の質問から成る。この得点が高ければ高いほど隔離・身体拘束の現状について容認する度合いが高いことを意味する。

「病棟環境満足度」とは、医療スタッフの病棟環境に対する満足度を測定する尺度である。「この病院は患者毎のプライベート空間が十分保たれている」「他の職員と、患者についての話し合いを行なうのに十分な時間と機会がある」「この病院は患者の特性に応じた治療が行なえる施設となっている」など、16項目の質問から成る。この得点が高ければ高いほど病棟環境に対する満足度が強いことを意味する。

「バーンアウト度」とは、医療スタッフが自身の仕事に、どれくらいバーンアウト（燃え尽き）しているかを測定する尺度である。この尺度は、すでに久保真人・田尾雅夫により作成された既存の「バーンアウト尺度（burnout 尺度）[1]」を改変し、原版では回答が5段階となっていたものを6段階として使用した。「『こんな仕事、もうやめた』と思うことがある」「こまごまと気配りをすることが面倒に感じることがある」など、17項目の質問から成る。この得点が高ければ高いほど仕事に対してバーンアウト（燃え尽き）していることを意味する。

「精神障害者の自立消極度」とは、医療スタッフが、精神障害者が自立することに対してどの程度消極的かを測定する尺度である。この尺度は、岡上和雄が開発した「精神障害者の自律に対する消極的態度尺度[2]」を改変し、原版では3段階であったものを6段階として使用した。「精神障害者が1人あるいは仲間同士でアパートを借りて生活するのは心配だ」「家族に精神障害者いるとしたら、それを人に知られるのは恥である」「精神科病院の入院患者は、きびしい実生活にさらされるより、病院内で苦労なく過ごすほうがよい」など、11項目の質問から成る。この得点が高ければ高いほど精神障害者が自立することに対して消極的であることを意味する。

「暴力に対する脅威の認識度」とは、医療スタッフが患者の医療スタッフに対して向ける暴力についてどれくらい脅威を感じるかを測定する尺度である。「患者がスタッフの指示に従わない」「患者が大声をあげる」「患者がス

タッフに対し仕返しを示唆する発言をする」「患者が物やスタッフに対して物品を投げつける」など、7項目の質問から成る。この得点が高ければ高いほど患者の暴力に対して脅威を感じていることを意味する。

「関与･必要性認識度」とは、医療スタッフが隔離・身体拘束中の患者に対してかかわる必要性をどの程度もっているかを測定する尺度である。「かかわることによって、暴力傾向の鎮静化を図る必要がある」「かかわることによって、幻覚・妄想などの症状を軽減させる必要がある」「1対1でかかわることによって、安全・安心の保障を得られるようにする必要がある」など、11項目の質問から成る。この得点が高ければ高いほど隔離・身体拘束中の患者に対してかかわる必要性を感じていることを意味する。

「人権侵害妥協度」とは、状況によっては人権を侵害することについてどの程度妥協するかについて測定する尺度である。「状況によって、本人の同意が得られないこと、プライバシーの制限を受けること、本人の自由を奪うこと等、患者の人権が制限されることは、やむをえないことであると思う」「一般社会と精神科病院内では、異なる価値基準があるのはやむをえないことであると思う」など、3項目の質問から成る。この得点が高ければ高いほど人権侵害に対して妥協する度合いが高いことを意味する。

「情報公開満足度」とは、現状の情報公開についてどの程度満足しているかを測定する尺度である。「現在、隔離・身体拘束に関する情報公開や処置の透明性は保たれていると思う」という、1問の質問から成る。

「情報公開抵抗度」とは、隔離・身体拘束の実績について情報公開することへの抵抗度を測定する尺度である。「隔離・身体拘束について、各病院の実施人数、最小化の実績について、病院外に情報公開することに抵抗を感じる」という、1問の質問から成る。

「隔離・身体拘束積極度」とは、実際の臨床場面に直面した場合、スタッフがどの程度、隔離・身体拘束に積極性を示すかを測定する尺度である。この尺度は、隔離・身体拘束をするかどうかを、医療スタッフが実際に迷いそうな3つの事例を読んでもらい、その事例についての隔離・身体拘束の適用の妥当性について回答者の主観的評価を、①「隔離すべきである」～「隔離

すべきでない」、および②「身体拘束すべきである」〜「身体拘束すべきでない」を両端とするそれぞれ6cmの直線アナログスケール上にチェックしてもらい、そのチェックされた位置を「すべきでない」側からの距離を計測し得点化した。この得点が高ければ高いほど隔離・身体拘束をすべきという積極性が高いことを意味する。

(3) モデルと分析方法

分析を行なうにあたっては、モデル（考え方の枠組み）が必要である。以下に、図4を示して説明する。

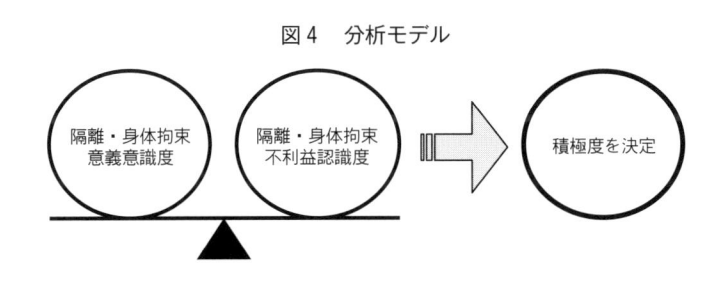

図4　分析モデル

天秤のような図がある。この天秤の左側には「隔離・身体拘束意義意識度」、右側には「隔離・身体拘束不利益認識度」という錘りが乗っている。ここでは、隔離・身体拘束に関して「意義を感じる意識」と、それと反対に「不利益を認識する意識」というものがあると仮定している。

もし、ある医療スタッフが、隔離・身体拘束に関して意義を感じる意識が不利益を認識する意識より上回ってくれば錘りは左側に傾く。それにより、隔離・身体拘束の積極性が高まってくる。医療スタッフの隔離・身体拘束の不利益の認識が高まれば、逆に下がってくる。隔離・身体拘束に関する意識は、このように成り立っているというモデルに基づいて考察を進めていくこととする。

次節においては、まず医療スタッフは隔離・身体拘束についてどのような意識をもっているかのアンケート回答の全体的な集計結果について述べる。

次に、その結果を統計学的に分析した結果を述べる。

統計解析では、相関分析と重回帰分析を用いた結果について述べる。相関分析は何かが増えると一方も増えるというような関係を探る分析であり、重回帰分析は原因と結果を探るさいに用いられる分析のことである。相関分析においては「隔離・身体拘束意義意識度」が各尺度とどのような相関関係にあるかを分析する。重回帰分析では「隔離・身体拘束意義意識度」がどのような意識によって構成されているかを分析する。

3　結果と考察

まず、アンケート回答の全体的な集計結果を述べる。

アンケートの6段階の回答は、「非常にそう思う」「そう思う」「どちらかといえばそう思う」「どちらかといえばそう思わない」「そう思わない」「まったくそう思わない」のいずれかで回答することになっているが、ここではこのうちの「非常にそう思う」「そう思う」「どちらかといえばそう思う」の3つの回答を、質問に対して肯定的に捉えていると考え、そのパーセンテージを示すことにする。

（1）　隔離・身体拘束のメリット

91.7％の人たちが隔離・身体拘束を「適切な使用により問題の重篤化を防ぐことができる」とし、89.5％の人が「患者の保護のために行なうもの」、また81.8％の人が「自殺企図（自殺をしようとすること）防止に効果的」と回答している。

例えば、自殺したり、自傷したりする人を隔離することによって、それを防ぐ手段になることがある。つまり、患者の生命を保護し守るという目的のために行なわれる隔離・身体拘束である。8割以上のスタッフが、これについては肯定的な回答をしている。

「暴力の軽減・予防に効果的」（83.5％）は、暴力的な患者を隔離・身体拘束することによって、他の患者やスタッフが暴力を受ける機会を減らすこと

を意味している。患者本人の「保護」というよりは、他の患者、スタッフの「保護」の意味合いが強いといってよいだろう。

「陽性症状を抑え穏やかにさせる」(55.3%)、「活動過多を穏やかにさせる」(54.2%) は、陽性症状・活動過多などの患者の精神症状に直接的に効果があるかどうかを尋ねているのだが、これになると肯定的な回答が半分近くまで下がって、意見が割れている。

「陽性症状」とは、統合失調症の急性期の症状で、妄想（誤った訂正不能の確信）、幻覚（実在しない対象を知覚する）などを指す。つまり、半数近くの人たちは、隔離・身体拘束が陽性症状を抑え、穏やかにさせるとは思っていないことになる。

さて、「他患者への迷惑行為防止に効果的である」(81.8%) と、「迷惑行為防止」には8割以上の人が肯定的に捉えている。

ここにある「迷惑行為」とは何だろうか。37条1項基準では、隔離についての「対象となる患者に関する事項」として、次の5項目を挙げている。

ア．他の患者との人間関係を著しく損なうおそれがある場合等、その言動が患者の病状の経過や予後に著しく悪く影響する場合
イ．自殺企図又は自傷行為が切迫している場合
ウ．他の患者に対する暴力行為や著しい迷惑行為、器物破損行為が認められ、他の方法ではこれを防ぎきれない場合
エ．急性精神運動興奮等のため、不穏、多動、爆発性などが目立ち、一般の精神病室では医療又は保護を図ることが著しく困難な場合
オ．身体的合併症を有する患者について、検査及び処置等のため、隔離が必要な場合

上記のウに「迷惑行為」という言葉が用いられている。「暴力行為や著しい迷惑行為」としていることから、迷惑行為とは暴力行為以外のことを指している。例えば、病棟内で大声を上げたり、他の患者に対して不穏当なことを言ったり、他の患者の病室に勝手に行くなどであろう。このような「迷惑

行為」をする人に対し、隔離・身体拘束を行なえば他者に迷惑をかけることは不可能になる。しかし、注意しなければならないのは、「迷惑行為」かどうかの判断は主観的になりうるということである。ある医療スタッフは「迷惑行為」と判断するが、別のスタッフはそう判断しないということも起こりうるだろう。

　患者は精神の病いで入院するのであるから、できるだけ充実した治療環境で治療を受けたいであろう。しかし、精神科病院の現実は必ずしもそうなってはいない。医療法では精神疾患を有する者を入院させるための病床を「精神病床」とし、一般の病床（一般病床）と区別しているが、一般病床と精神病床の医療スタッフの配置基準に差が設けられている。内科、外科、婦人科、眼科および耳鼻咽喉科を有する病院、並びに大学付属病院（特定機能病院を除く）は、一般病床と同じ人員配置基準であるが、それ以外の精神科病院においては、医師は一般病床では患者16人に対して医師1人であるのに対し、患者48人に対し医師1人である。看護師は一般病床が患者3人に対して看護師1人であるのに対し、患者4人に対して看護師1人である。また薬剤師は一般病床が患者70人に対して薬剤師1人であるのに対し、患者150人に対して薬剤師1人である。これを精神科特例ともいう。つまり、精神科病院は他の診療科の病院に比べて少ない医療スタッフで業務を行なっているのである。このような状況では、医療スタッフが患者に十分対応しきれないこともあるだろう。

　患者からすれば、これに加え、4人以上の相部屋が中心であること、持ち込み物品の制限をはじめとする病棟規則の存在、一般医療に比べて長期入院になりがちなこと、精神科病院に入院したことに対する社会からの偏見など、ストレスに感じることも多く存在する。このように精神科病院の入院患者をとりまく環境は、必ずしもよいとはいえないのである。

　このような状況下で、ある患者が病棟内で仮に大声を上げたとしよう。医療スタッフが陥りやすいのは、精神科病院の中では患者の行動をすべて「症状」として見てしまうこと、すなわち患者の行動を「精神病だから」と片付けてしまうことである。実際は患者のそのような行動は、上記のようなさま

ざまな環境要因によって引き起こされたり、増幅している場合も大いにある。しかし、環境要因を考えることなく、症状が原因で大声を上げると捉え、よって治療のため隔離・身体拘束をするということになりがちである。

さて、隔離・身体拘束について、8割以上の医療スタッフが、自殺の予防や暴力の軽減・予防のために意義があると考えていた。それでは、隔離・身体拘束は患者にとって安心や安全を提供する治療的なものになっているのだろうか。

「患者はより安全と感じられる」と思っている人は40.5％、「内省的になり自分の行動をよりよく理解できる」と思っている人は35.6％にとどまっている。つまり、半数以上の人が、隔離・身体拘束をされていない状態と、された状態を比較して、された状態のほうが患者が安全と感じるとは思っていないのである。同様に、やはり半数以上の人が、患者が内省的になり、自分の行動をよりよく理解できるとも思っていない。患者は非常につらい状況の中で、隔離・身体拘束を受けているのである。隔離・身体拘束を、患者にとって、いまよりも安全で安心と感じられるものに変えていく必要がある。

このように、隔離・身体拘束をされる環境は、必ずしも良いとはいえないのが現状のようである。しかし、全国の精神科病院内の隔離室の環境がどうであるかは、なかなか外部からは窺い知ることができない。看護職向けの雑誌などでは、隔離室のことが取り上げられることもあるが、全国のほとんどの病院の隔離室の状況はわからないのが実情である。

精神科病院に入院すると、閉鎖病棟に入り、さらに隔離・身体拘束をされる可能性がある。しかも、その隔離・身体拘束をされる環境が不明である、あるいは治療環境として望ましくないというのであれば、精神科病院に対するイメージが良くなっていくことはないだろう。

見えにくいところであればあるほど、広く一般に公開され、環境改善に取り組み、その改善状況がさらに公開されるべきではないだろうか。

次に、「職員の指示に従ってもらうのに効果的」と思っている医療スタッフが31.6％と、3割程度いる。隔離・身体拘束を職員の指示に従ってもらうために用いるとは、職員の指示に従わない患者に対して、それに従わせるた

めに隔離・身体拘束を実施することである。しかし、隔離や身体拘束を職員の指示に従わせるために用いることは、そもそも隔離・身体拘束が「患者の医療や保護」のためのみに用いられていないことを示している。

37条1項基準の「基本的な考え方」は「制裁や懲罰あるいは見せしめのために行われるようなことは厳にあってはならない」としているが、職員の指示に従わせるための使用と、制裁・懲罰のための使用の区別は実質的には困難である。よって職員の指示に従わせるための隔離・身体拘束の使用は望ましいとはいえないだろう。

制裁、懲罰、見せしめとしての隔離・身体拘束の使用は厳にあってはならないとされているが、看護師養成教育で用いられる教科書では、隔離室を用いる「対象患者」として、次のように述べている[3]（ただし、最新の第5版ではこの記述は削除されている）。

「行動療法計画の中にはネガティブな部分の強化として活用する場合がある（懲罰的な意味にならないよう注意）」

では、隔離を「ネガティブな部分の強化として活用する」とは、どのようなことであろうか。それは、患者が望ましくない行動をしたときに、それを良くないとわからせるために、つまりはっきりとそれは悪いことだと認識させるために隔離をすることを指していると思われる。「懲罰的な意味にならないように注意」とされているが、これを明確に区別できるかどうかも、やはり実質的には困難だろう。実際、第2章で取り上げたように「『あいつ、うっとおしい』と個人的に気に入らない患者を保護室に閉じ込めていた」[4]という、スタッフの個人的感情で隔離を実施していた例もある。

このように個人的な感情で隔離・身体拘束を行なうことは決して許されるべきではない。しかし、精神科病院の病棟内で、症状がさまざまな50人もの患者に少ない医療スタッフでかかわるためには、病棟内の「秩序」を守るという管理の側面があることも否定できないのも事実である。病棟は治療の場であることを考えれば、静穏な環境を乱すような患者がいた場合、やむをえ

ず病棟から物理的に離れた空間に移動させ、病棟本来の治療に適した静かな環境を守ることは実際にはありうることでもある。

　しかし、そのような現実があるにせよ、秩序が守られなければ「隔離する」という、患者に対して隔離をいわば有形無形の圧力のように使ったり、いわんや個人的な感情でそれを使うことは許されることではない。

　さらに、アンケート結果には、「転倒の予防に効果的だと思う」(63.1％)もある。これは、患者が病棟内で歩行しているときや、就寝時にベッドから起きてトイレに行くときなどに、バランスを崩して転んでしまうことを防止するために隔離・身体拘束が効果的と考えている医療スタッフが6割以上もいることを示す。ベッドに物理的に固定してしまえば、人は転ぶことはなくなる。これは当然のことである。公益社団法人日本精神科病院協会の『精神保健福祉法実務マニュアル』には次のように記載されている。

　　質問：寝たきりに近い人が就寝時にベッドから転落を防止するために短時間
　　　　の身体固定をする場合、指定医診察の必要な身体拘束に当たるか。
　　回答：身体安全保護のための短時間の固定は、身体拘束とみなさなくても良
　　　　いです。

　ここで指摘しておきたいことは、37条1項基準では「転倒を予防」するために隔離や身体拘束を行なってもよいという規定はないことである。また、病院の経営者団体がこのようなＱ＆Ａを出しているということは、実際に精神科病院の中では、37条1項基準にない隔離・身体拘束が実施されていると考えてよいだろう。しかも、このＱ＆Ａは、旧厚生省の精神保健福祉課と協議を行なったものをまとめたものとされている。つまり、法律にないものを、国と民間団体の間で取り決めて法律と同じ扱いをしていることになる。37条1項基準が基準たりえていないことは、問題があるといわざるをえない。

　本来なすべきことは、転倒予防のために隔離・身体拘束をしている現状を追認することではなく、転倒が起こった状況を個々に分析し、ベッドやポータブルトイレの配置を再検討したり、ケアやリハビリテーションの内容を見

直したりすることにより、患者の入院環境を向上させることだろう。

（2） 隔離・身体拘束を実施しないことによる不安

　医療スタッフは、隔離・身体拘束にさまざまな意義を感じ、それを患者に実施していることがわかった。では次に、医療スタッフは隔離・身体拘束を実施しないことにどのような不安をもっているのだろうか。

　「本人の事故が起こるかもしれない」(85.6%)、「器物破損が起こるかもしれない」(84.6%)、「他の患者が暴力をふるわれるかもしれない」(84.3%)、「本人の問題行動の増悪が起こるかもしれない」(80.1%)、「本人の症状が悪くなるかもしれない」(73.9%)、「他の患者が心配するかもしれない」(73.3%)、「本人の人間関係が悪くなるかもしれない」(61.8%)、「洗面、入浴、寝具交換などADL（日常生活活動）の指導が大変になるかもしれない」(60.1%)、「時間を割かれ、記録物など業務の支障となるかもしれない」(59.0%)、「ケアの負担が増え、病棟全体での他の患者へのケアの質が低下するかもしれない」(57.5%)、「本人の様子が把握しにくくなるかもしれない」(51.3%)など、すべての質問に対して半数以上のスタッフが不安を感じている。

　最も多かった不安が「本人の事故が起きる」(85.6%)であるが、「事故」で最大のものは死亡である。精神科医療の世界では、本人が自殺を試みようとすることを「自殺企図」、自分の身体を傷つけることを「自傷行為」というが、これらを防ぐ目的で隔離・身体拘束がなされることがある。多くの医療スタッフは、隔離・身体拘束をしなければ自殺や自傷を防げないという不安をもっていることがうかがえる。

　「器物破損が起こる」(84.6%)は、さまざまな精神症状によって暴力的になってしまう患者が、例えば物を投げつけたりして器物を壊すことであり、「他患が暴力をふるわれる」(84.3%)は、その暴力が他の患者に向けられる場合を指している。

　ただ筆者は、ここでの暴力の原因を、すべて「精神症状」に帰することに強い疑問を感じている。ある患者が病棟内で物を投げつけるなどの行動をと

ったとしよう。この患者が物を投げつけた原因は、はたして「精神症状」だけのものなのかどうかを検討する必要がある。閉鎖病棟という特殊な環境下にあること、病棟内は入院生活にあたって「病棟規則」という患者が守らなければならない規則が多くあること、精神科病院は他の病院に比べて少ない医療スタッフで運営されていて、スタッフが患者の訴えに十分対応しきれていないことなど、精神科病院の病棟はイライラして物を投げつけたくなるような環境もあることを認識すべきだろう。

　また、医療スタッフが用いる言葉に「暴力行為」というものがある。これは患者の暴力的な言動を指し、「〇〇さんに暴力行為があったため、隔離・身体拘束を実施」というように、院内の記録や会話の中で用いられている。しかし、この「暴力行為」も、先に述べたような精神科病院内の特殊な環境が影響していないかどうかを常に医療スタッフは問いつづけるべきだろう。患者の言動から、その背後にあるものを手繰り寄せ、治療やケアに結びつけていくことこそ必要であろう。

　「他患が心配する」(73.3%)は、患者の言動が他の患者を不安にさせることを意味する。他患とは、ある患者から見て別の患者のことを指す。例えば、さまざまな妄想をもち、周囲の人たちに意味不明なことを言ったり、攻撃的な言動をする場合がある。ある患者のこういった言動により周囲の他の患者が心配することを防ぐために隔離・身体拘束をするのである。

　「本人の人間関係が悪くなる」(61.8%)は、患者が暴力をふるった場合等に、その人と周囲の別の患者の人間関係が悪化することを不安に思っているということである。

　限られたスタッフで多くの患者を診る病棟の中で、1人の患者に付きっきりになれば、その他の患者のケアの時間が減ってしまう。医療スタッフはそのような患者を「手のかかる患者」と言ったりもするが、そのような患者を隔離・身体拘束をしないでずっと掛かりっきりでいると、その患者への「洗面、入浴、寝具交換などADL（日常生活活動）の指導が大変」になり(60.1%)、「記録物など業務の支障」(59.0%)が生じ、最終的に「ケア負担が増え、病棟全体のケアの質が低下する」(57.5%)という状態に陥ってし

まうという不安を、医療スタッフは抱いているのである。

（3） 患者が受ける不利益

　以上で、医療スタッフは隔離・身体拘束に対してさまざまな意義を感じつつ、一方で不安も感じながら、それを実施していることがわかった。次に、医療スタッフは隔離・身体拘束が患者にとってどのような不利益をもたらすか、それをどれだけ認識しているかを見ていこう。

　最も多かったのは「患者の不安や恐れ、狼狽が増す」（79.0%）で、約8割の人が患者の不利益を認めている。これは現実に行なわれる隔離・身体拘束が真に安心して受けられる「治療」となっていないことを示唆している。

　さらに、「患者は恥ずかしさ、屈辱を感じる」が69.1%、「相手に罪・罰の印象を与える」が63.6%と、6割以上のスタッフがそう認めている。隔離室では、1つの狭い空間の中で食事と排泄を行なうようになっている。全国にある精神科病院の隔離室の状況はわからないが、十分な間仕切りがないなかで排泄をせざるをえないこともあるようである。また、隔離室の構造が、破損を防ぐために鉄格子を用いている病院も少なからずある。このような環境下で、食事や排泄をするとなれば、患者が恥ずかしさや屈辱を感じるのは想像に難くない。鉄格子の中に入れられた患者は、それを刑務所の独房と二重写しに感じてもおかしくないだろう。

　また、52.8%と半数以上の人が「スタッフへの不信を強くし、治療関係を悪化させる」としている。上記のような環境下で隔離・身体拘束を行なう医療スタッフと患者は、信頼関係を築きにくくなるのも当然だろう。

　さらに、非常に注目されるのが、47.6%と半数近くの人が「患者は放置されたと感じる」と思っていることである。隔離・身体拘束が「治療」であるならば、患者は決して「放置」されてはならないはずである。むしろ、隔離・身体拘束をされたときこそ手厚いケアがなされるべきだろう。自分の意思に反して隔離・身体拘束をされ、さらに放置されてしまったら、その人が受けるこころの被害は甚大なものとなるだろう。しかし、残念ながら、隔離・身体拘束によって患者が放置されてしまう可能性は、看護師養成教育の

教科書においても触れられていた[5]（ただし、最新の第5版ではこの記述は削除されている）。

「隔離室は、病棟の中にさらにもうひとつ施錠された閉鎖病棟があるようなものである。したがって、看護の目がいき届きにくく、重大事故発生の盲点となりがちなところであることに注目する必要がある」

つまり、隔離室は看護の目が行き届きにくい場所なのである。

また、45.8％の人が「患者は抑うつ的になる」と思っている。精神病になって「放置」された人が抑うつ的になっていくことは十分予想される。「患者をより攻撃的にし、怒り、敵意のこもった行動につながる」も47.9％と、やはり半数近くのスタッフがそう思っている。隔離・身体拘束をされ「放置」された人が、抑うつ的になっていったり、それを実施した医療スタッフに対して怒りや敵意をもつこともありうるだろう。このような状況で患者と医療スタッフが信頼関係を築いていくことはきわめて難しく、治療効果も期待できないだろう。

さらに、48.9％と半数近くの人が「患者は過去の身体的・性的虐待を思い出す」としている。精神科病院に入院して隔離や身体拘束をされる患者は、さまざまな経験をしてきている。人生のなかで、戸外に締め出されたり、部屋に閉じ込められたり、さまざまなかたちの虐待を受けてきた人もいる。過去にそのようなつらい体験をした人が、精神科病院に入院し、隔離・身体拘束をされるなかで、それを思い起こさせるようなことがあってはならない。

また、「患者の抵抗や拘束具等の事故によって人身事故が発生しやすくなる」には、49.0％と約半数の人たちが肯定的な回答をしている。隔離・身体拘束は「自殺企図防止に効果的」であったとしても、大きな危険を伴うのである。

米国における病院をはじめとする医療関連施設を第三者評価する機構である「医療施設合同認定機構（Joint Commission on Accreditation of Healthcare Organization：JACAHO）」の指摘を見てみよう。

「伝統的に医師は、拘束が治療中の患者を傷害や、ことによると死からも守ると考え、必要な介入の選択肢と考えていた。しかし、いまでは多くの医師も患者も、身体拘束は危険なもので、よい結果よりはむしろ害のほうが大きいことを認識している。不用意に実施されれば、拘束は、在院日数の長期化、関節硬直などの重篤な合併症、個人の権利侵害、そして死や重篤な傷害を招く[6]」

「拘束は傷害のリスクを高くし、実際のところ傷害の原因にもなる。（中略）患者が拘束から逃れようとする過程での絞扼や窒息などによる事故死や重篤な障害が発生することが多い。窒息は首周りが拘束されているときに主に起こると、医療界では広く信じられている。しかし、胸郭が締め付けられたときにも起こるものである[7]」

また、高齢者に対する身体拘束の危険性については、

「高齢者に身体拘束を実施すると、褥そう、院内感染、失禁、転倒と傷害の原因となる運動機能低下、関節強直、循環系への負担、栄養状態の変化、激越性行動、感情の荒廃、怒り・屈辱・不快・反抗・恐怖の感情などのマイナスの結果を生じる[8]」

と、さらに多くの危険性を指摘している。

今回の調査でも、49％の医療スタッフが事故の発生の危険性を認識していたが、わが国の医療スタッフも米国JACAHOが指摘するような詳細な危険性を認識する必要がある。とりわけ、高齢者への身体拘束についてはさらなる注意が必要であろう。

（4） 患者に対するおそれと心配

アンケートでは、いままでに患者から暴力をふるわれたことがあるかどうかを尋ねてみた。実に医療スタッフの4人に3人が患者から暴力をふるわれたことがあると回答している。医療スタッフにとって精神科病院は「職場」

であり、仕事が終われば帰る家庭がある。仕事中に、できれば暴力被害などに遭わずにいたいと思うのは当然だろう。受けた暴力の程度はわからないが、重要なことは、4人に3人もの医療スタッフが、精神科病院内で患者から暴力を受けたことがあるという事実である。

　精神科病院に勤務する医療スタッフにとって、患者から暴力を受けることは決して稀なことでも他人事でもない、切実な問題なのである。もしかしたら、患者から受けた暴力はある特定の患者からで、1回であったかもしれない。しかし、一度そのようなことがあれば、その後、別の患者に応対するときに、そのことが想起され、対応や判断に影響を及ぼすことも十分考えられる。

　それでは、医療スタッフは具体的に患者のどのような行動に脅威やおそれを感じているのだろうか。最も多かったのは「患者が物やスタッフに対して物品を投げつける」（84.5％）という回答であった。そして、「患者がスタッフに敵意を示す」（76.5％）、「患者がスタッフに対し仕返しを示唆する発言をする」（75.6％）、「患者がスタッフに対し挑発的な言動をとる」（72.5％）、「患者がスタッフに言葉で攻撃する」（68.5％）、「患者が大声を上げる」（60.9％）などとつづいている。

　これらを見てもわかるように、医療スタッフは直接的に「殴られる」ことではなくても、さまざまな患者の言動に対し脅威やおそれを感じていることがわかる。一度暴力を受けた人は、暴力をふるった患者以外の患者が大声を上げても、その大声を聞くだけで物理的な暴力へのおそれを感じることもあるだろう。だとすれば、そうした暴力を再び受けることを防ぐために、患者を隔離・身体拘束することもあるかもしれない。

（5）　少人数スタッフによる弊害

　さて、54.9％と半数以上の人が「看護者の日勤帯に、隔離・身体拘束の解除者が出ると、その日の看護夜勤者に迷惑がかかることがあると思う」としている。

　これには、先に述べた精神科病院における医療スタッフの人員配置が少な

いことが関係している。例えば、精神療養病棟と呼ばれる一般的な民間精神科病院の場合だと、日中の勤務帯は50人の患者に対して10名程度の看護師および看護補助者で業務をしているものが、夜間の勤務帯になると一挙に2人の看護師（看護師1名と看護補助者1名の場合もある）の態勢となってしまうのが現状である。

　ある看護師が、日中さまざまなかかわりをすることにより、その患者の状態が好転し、隔離・身体拘束を解除できる状態になったとしよう。できれば、医師に報告し、解除したいところである。しかし、すぐに夜間の勤務帯に入ってしまう。夜間はスタッフが2人になってしまうので、夜間前に解除することを躊躇してしまうという可能性もある。隔離・身体拘束を解除して患者が安定しなかった場合、夜間の2人態勢では対応しきれない可能性が大きいからである。そして、夜間勤務をする職員は同僚である。同僚に対して「迷惑がかかる」という意識がはたらくことも十分考えられる。これは、同僚への遠慮から隔離・身体拘束を減らそうという意識が削がれてしまっている状態ともいえるだろう。

　そもそも、職員2名で夜間50名の患者を診るというのは、非常に手薄といわざるをえない。夜間の時間帯も看護師はさまざまな対応を求められる。昼夜逆転し、なかなか寝付けない患者、身体的不調を訴える患者への対応もある。また、患者が別の患者の部屋に入ってしまい、トラブルが発生することもある。これらに対し、2人の職員では、事故が起こっていないかをチェックするだけで精一杯というのが実情ではないだろうか。

　アンケートでは、「職員が今より多ければ隔離・身体拘束は現状より減らせると思う」が61.3％と、6割以上の人がそう感じている。つまり、多くの医療スタッフは、隔離・身体拘束を減らそうという気持ちがあっても、職員の少なさからそれができないというジレンマの中にいることがうかがえる。精神病床の人員配置の少なさは、隔離・身体拘束にまで影響を及ぼしているのである。このことを放置すべきではないだろう。

（6） 看護師による「緊急避難的」な隔離・身体拘束

　このような状況下で、隔離・身体拘束は適正に行なわれうるのだろうか。「精神保健指定医の事後了承を得る形で、緊急避難的に隔離・身体拘束をすることはありうると思う」には73.7％と、7割以上の人が肯定している。具体例で考えてみよう。

　精神病や認知症の患者に見られる状態で「不穏」と呼ばれるものがある。これは緊張が高まり、非常に落ち着かない状態になることである。病棟にいる患者が、この不穏状態になり、看護師が隔離や身体拘束の必要性が高いと思ったとしよう。患者の隔離・身体拘束の指示を出せるのは精神保健指定医と呼ばれる一定の治療経験、研修課程を修了した医師のみで、看護師の判断でそれを実施することは許されない。しかし、精神保健指定医は日中、外来患者の診察などをしており、すぐに病棟に駆けつけられるとは限らない。そのようなとき、精神保健指定医の指示を受けずに現場の看護師の判断で隔離・身体拘束を実施することを「緊急避難的」といっている。しかし、「緊急避難」とはいえ、法や規定にない看護師の判断で隔離・身体拘束を開始するのは決して望ましいことではない。

　仮に緊急避難的なものが必要であるならば、「緊急避難」後の手続きがなければならないはずである。精神保健指定医に報告すれば済むのか、精神保健指定医はどのように権限のない看護師の行なった隔離・身体拘束を正当なものと判断するのか。そして、そもそもこのように法の規定がないなかで「緊急避難」の隔離・身体拘束が看護師によって行なわれることに危険性はないのだろうか。

　緊急避難に乗じて安易に隔離・身体拘束がなされてしまう可能性はないのか、看護師が隔離・身体拘束のリスク評価を蔑ろにしてしまう可能性はないのか、法や規定を遵守しなくてもいいという心性が医療スタッフの間に芽生えてしまう可能性はないのかなども考慮しなければならないだろう。

　隔離・身体拘束に関する法や規定を遵守しなかった例として、第2章で述べた「犀潟病院事件」がある。ここでは、医師は隔離・身体拘束の指示を月

毎に「不穏時」「興奮時」「逸脱行動」「他患者に迷惑をかける場合」などと一括して出し、実施はそのときどきに看護師の判断で行なっていたのである。そして、看護師の主観的な判断に医師のチェックは入っていなかった。このように犀潟病院事件では隔離・身体拘束の法規を無視したため、患者が死亡したのである。

　精神科医療の現場では、緊急避難ということで、隔離・身体拘束を実施せざるをえない場合もある。そうであるならば、緊急避難として隔離・身体拘束を行なったあとに、可及的速やかに精神保健指定医の追認を得る規程をつくるなどの対策が必要であろう。法の規定がないままに、安易な隔離・身体拘束を認めるべきではない。

(7)「観察」とかかわりの必要性

　前項までで、隔離・身体拘束される患者へのかかわりと、その職種について述べた。そのなかで半数近くの医療スタッフが、隔離・身体拘束をすることによって患者は「放置された」と感じていると思うと回答していた。

　国の規定の上では、医師や看護師が隔離・身体拘束をされる人に対して診察や観察をすることについては、37条1項基準の「遵守事項」で以下のように定められている。

「患者の隔離について」
・隔離を行っている間においては、定期的な会話等による注意深い臨床的観察と適切な医療及び保護が確保されなければならないものとする。
・隔離が漫然と行われることがないように、医師は原則として少なくとも毎日1回診察を行うものとする。

「身体的拘束について」
・身体的拘束を行っている間においては、原則として常時の臨床的観察を行い、適切な医療及び保護を確保しなければならないものとする。
・身体的拘束が漫然と行われることがないように、医師は頻回に診察を行うものとする。

「診察」とは、医師が患者の病状判断のために患者に質問をしたり、身体を調べたりする行為である。それに対し、看護師などが患者の病状や様子の把握のために行なうのが「観察」である。また、「頻回に」とは「頻繁に」の意味であり、医療の世界ではこのようにいう。
　上記基準のとおり、隔離は「定期的な会話等による注意深い臨床的観察」、身体拘束は「常時の臨床的観察」が求められている。では、これらの観察頻度について医療スタッフはどのように思っているのであろうか。
　「患者の状態の観察頻度は少ないと思う」（26.8％）は、3割を切っている。医療スタッフは、隔離・身体拘束によって患者は「放置」されたと感じるだろうと思いつつも、医療スタッフの「観察頻度」が少ないとはあまり思っていないようだ。
　日本の病院評価をする機関である公益財団法人日本医療機能評価機構の基準によると、精神科病院においては、隔離は30分、身体拘束は15分毎の観察を行なうこととなっている。しかし、これは現場の看護師からするとかなり無理のある規定のようである。看護師の吉浜文洋は次のように述べている。[9]

　「各病院では、30分、15分単位のチェックリストを使い、巡視したことの証拠を残そうとしているが、ある大学病院の精神科病棟の看護師から『15分ごとの観察だと夜勤の間、ずっと廊下を歩いていなければならない』と訴えられたことがある」

　このように現場のスタッフが、現在の職員体制では観察を基準通り行なうことに無理があると思っているのであれば、「観察頻度が少ないと思っていない」という調査結果も頷ける。しかし、大切なのは、観察の回数だけではなく、そのケアの内容・密度だろう。観察頻度そのものよりも、患者が「放置された」と感じることがないようなケアを行なうことが肝要である。
　さて、「観察」について述べてきたが、「観察」はあくまで、37条1項基準に基づいて、対象となった患者に対して必要で実施されるものである。しかし、次のような記述が、看護師養成教育で用いられるテキストにあった（た

だし、最新の第5版ではこの記述は削除されている)。

「最近の隔離室の使われ方は、以前のように、精神症状の厳しい急性期の患者や自傷行為のある患者のみならず、『保護・隔離』『観察』のために活用されるようになっている」[10]

ここでは、隔離を「『観察』のために活用」とある。これは37条1項基準の要件にないことである。すなわち、「観察」が必要な患者を隔離することによって観察しやすくするというものであるが、これは本末転倒である。あくまで隔離・身体拘束は37条1項基準に該当した患者が限定的に実施されるものであって、「観察」のために活用されるべきものではない。このような隔離・身体拘束の「活用」を学んできた看護師の卵たちが、その縮減に積極的に取り組むとは考えにくい。

それでは、医療スタッフは、具体的に患者に対してどのようなかかわりをすべきと考えているのだろうか。

「基本的生活リズムの回復を図っていく」(95.7%)、「適度な対人関係の形成に寄与する」(93.2%)、「ADL（日常生活活動）の向上を図る」(91.4%)、「暴力傾向の鎮静化を図る」(88.4%)、「自発性を促す」(87.5%)、「隔離が遷延化・慢性化している患者に対し意欲の賦活化を図る」(86.5%)、「作業療法への移行をスムーズにする」(85.1%)、「幻覚・妄想などの症状を軽減させる」(77.7%)、「作業療法の実施によって生活史に密着したアクティビティを思い出させる」(73.3%)、「衝動を発散させる」(67.7%)、「安全・安心の保障を得られるようにする」(67.6%)などと、6割から9割の人がさまざまなかかわりについて必要性を感じている。

先の「職員が今より多ければ隔離・身体拘束は現状より減らせると思う」に6割以上の人が肯定的な回答をしていたことと併せて考えれば、医療スタッフは、職員がもっといれば、今より患者とかかわることができ、そうすれば隔離・身体拘束も減らせると思っているのである。

(8) かかわるためのさまざまな職種

　さて、前項で医療スタッフが、隔離・身体拘束された人に対して「かかわる」必要性を感じていることを示した。精神科病院には、専門職といわれる人たちが大勢いる。医師、看護師、作業療法士、精神保健福祉士、臨床心理技術者などである。医療スタッフは、隔離・身体拘束をされる患者のさまざまな状況に対し、どの職種がかかわることを期待しているのだろうか。アンケートでは、さまざまな状況に対して、それぞれどの職種が適していると思うかを複数回答可として回答を得た。

　「暴力傾向の鎮静化」は医師37.9％、看護師35.4％、「幻覚・妄想軽減」は医師37.8％、看護師31.9％、「1対1でかかわることにより安全・安心の保障を得られるようにする」は看護師33.1％、医師29.6％であり、これらには医師、看護師の2職種に期待が高かった。このようなかかわりは、患者を「鎮める」方向のかかわりといえるだろう。

　逆に陰性症状という、いわば動きが沈滞しすぎてしまった状態から患者を活発化させるようなかかわりについて、次に見てみよう。

　「隔離が遷延化、慢性化している患者に対して意欲の賦活化を図る」は看護師32.0％、作業療法士22.8％、医師20.2％、「ADL（日常生活活動）の向上を図る」は看護師39.8％、作業療法士30.6％、「自発性を促す」は看護師32.2％、作業療法士27.7％となり、このような「活発化させる」方向のかかわりになると、医師や看護師に加えて作業療法士にも期待が高まってきている。

　作業療法は「身体又は精神に障害のある者、またはそれが予測される者に対し、その主体的な生活の獲得を図るため、諸機能の回復、維持及び開発を促す作業活動を用いて、治療、指導及び援助を行うこと」とされている[11]。作業療法士は、作業活動を用いて患者にかかわることを得意とする職種であり、わが国の精神科病院にも総計5,000名ほどが働いている。職種としての知名度はまだ低いが、医療スタッフの間ではその特性・専門性に一定の評価を得ているといえるだろう。

以上のような職種ごとの期待感があるが、それを十分に行なえる人員がいるかということとは別問題である。例えば、この調査によると作業療法士は隔離・身体拘束をされている患者に対し、活発化させるという方向の役割期待が高かったが、なかなかそれを実施できない事情もある。精神科病院の作業療法士は国の規定で「2時間で1単位とし、1日2単位まで」「1単位の患者人数は作業療法士1人につき25人を標準とする」と定められている。よって、作業療法士が患者と1対1で作業療法を行なうのではなく、集団単位の患者を対象に実施することが多いのが実情である。いくら隔離・身体拘束をされている患者に対して1対1で個別的にかかわろうとしても、残念ながらそのような態勢にはなっていない。それよりも、もっと診療報酬のとれる現状の集団単位の作業療法をやってくれと経営者は求めるだろう。これは国の診療報酬体系がそうなっているからであり、患者と個別的なかかわりができるようなインセンティブがはたらいていないのである。

（9）　現在行なわれている隔離・身体拘束についての認識

　次に、医療スタッフのそれぞれの職場で現在行なわれている隔離・身体拘束についての認識について見てみよう。
　「適用の要件が遵守されており、濫用されていないと思う」(86.5%)、「適用の頻度は適切であると思う」(84.3%)、「不必要に長期化されていないと思う」(81.5%) となっている。隔離・身体拘束の長さや頻度については、8割以上の医療スタッフが適切と考えているようだ。
　しかし、第2章で述べたように、わが国は海外と比較しても隔離・身体拘束が長期化していると考えられる。しかも、国はその実施時間に関して調査をしておらず、現在もその正確な数値はわかっていない。情報がなければ、医療スタッフも他国や他の病院と比較することもなく、「長い」と感じることもないだろう。「長い」と感じなければ、それを短くしようとは思わないのは当然である。
　隔離・身体拘束をされる患者の側からすれば、それは短ければ短いほどよいと思うだろう。しかし、医療スタッフは必ずしもそう思うとは限らない。

例えば、先に述べた「隔離・身体拘束は興奮や攻撃性が強く切迫した自傷他害の危険のある病状をもつ患者に対して行なわれる治療法である」という立場は、隔離・身体拘束を1つの治療法と考えている。治療法であれば、その実施時間を含めて治療方針は医師が決定することになるだろう。それは、投薬治療において処方する期間を医師が決めて処方箋を出すのと同様に考えられる。すなわち、隔離・身体拘束の実施期間は専門家である医師が、その「最適な」期間を決定するということになる。なぜなら、その決定は医師の専門性に含まれると考えられるからである。よって隔離・身体拘束の期間をできるだけ短くしようとする意見は、場合によっては、その専門性への侵害と受け取られるかもしれない。

それでは、隔離・身体拘束の長さではなく、その内容について、医療スタッフはどのように考えているのであろうか。

「処遇中の観察・ケアの内容は適切であると思う」(74.8%)、「患者の心的外傷にならないよう配慮されていると思う」(69.6%)と、7割前後の人たちが肯定的に捉えている。

さらに、精神科病院の人権の制限や異なる価値基準があることについては「状況によって、本人の同意が得られないこと、プライバシーの制限を受けること、本人の自由を奪うこと等、患者の人権が制限されることはやむをえないことであると思う」(89%)、「一般社会と精神科病院内では、異なる価値基準があるのはやむをえないことであると思う」(73.9%)と、それを肯定する人が多くを占めている。

精神科病院に入院した患者は、隔離・身体拘束以外にもさまざまな行動の制限を受ける可能性がある。例えば、電話・信書などの通信の制限、面会の制限などである。さらに、これら精神保健指定医の指示でなされる行動の制限のほかに「病棟規則」と呼ばれる病棟毎に定められたものがあるのが一般的である。例えば、ラジオ等電気機器の使用制限、おやつ購入の使用金額の制限、入浴日やその時間の制限、お見舞い時の差し入れ物品の制限、等々である。これらのなかには、病棟での共同生活上必要なものもあるが、はたしてそこまで本当に必要かどうか疑問なものもある。病棟規則は一度定めてし

まうとなかなか変更しにくく、患者に対して一律に適用するという問題点もある。これが行き過ぎると患者の社会復帰への意欲や機会を奪ってしまうことにもなりかねない。現在ある病棟規則が真に必要なものかどうかを不断に見直していく必要があるだろう。

また、医療スタッフが患者に代わって個人の預貯金の引き出しを行なったり、買い物などを行なうこともある。これは精神科病院における「代理行為」と呼ばれるものである。

このようなことが行なわれている精神科病院において、そのスタッフが院内における人権の制限や異なる価値基準を容認することに肯定的であるのは当然ともいえよう。以上のような背景があり、「患者の人権に十分配慮されていると思う」（69.9％）について、7割程度の人が肯定的な回答をしているものと思われる。

また、精神科病院の医療スタッフの人員を一般病院より少なくてもよいとしている精神科特例が、「一般医療」に対して「精神科医療」は特別であるという位置づけを固定化している側面も否定できない。

（10）相関分析の結果と考察

本項では相関分析を行なった結果と考察について述べる。

まず、相関分析について説明する。相関には、正の相関と負の相関がある。Xが増えるとYが増えるのが正の相関、Xが増えるとYが減るのが負の相関である。このような関係を分析するのを相関分析という。例えば、身長と体重の関係を考えてみたときに、身長の値が増えれば増えるほど、体重も増えれば、この2つの間には正の相関にあるという。また、経済成長率が上がれば、失業率が下がるというような関係は負の相関にあるという。

相関の強さを表わすものを相関係数というが、それは以下の式によって求められる。

$$相関係数 = \frac{(身長-平均身長)\times(体重-平均体重)の合計 \times \frac{1}{人数}}{\sqrt{(身長-平均身長)^2の合計} \times \sqrt{(体重-平均体重)^2の合計} \times \sqrt{\frac{1}{人数}}}$$

この式の分子の（身長－平均身長）×（体重－平均体重）の合計×$\frac{1}{人数}$は、共分散ともいわれる。共分散は、例えば、何人もいる人の身長と体重に関係があるかどうかを考える場合、すべての人について計算した（身長－平均身長）×（体重－平均体重）を合計し、その合計を人数で割って求めた平均値は身長と体重の間にある関係の強さを表わすと考えるのである。

　筆者は、「隔離・身体拘束意義意識度」が、他のどのような意識と相関しているかを分析した。「隔離・身体拘束意義意識度」とその他の尺度の相関の有無を分析すると、6個の尺度との相関関係が認められた。結果は、表3のとおりである。

表3　隔離・身体拘束意義意識度との相関

尺　度	相関係数（r値）
隔離・身体拘束不実施不安度	0.333
隔離・身体拘束積極度	0.304
人権侵害妥協度	0.280
隔離・身体拘束不利益認識度	－0.243
暴力に対する脅威の認識度	0.228
隔離・身体拘束業務肯定度	0.210

　「相関係数」は相関の強さを示すもので、完全な負の相関を－1、完全な正の相関を1とし、以下のように解釈する。

　　　$0 \leq r \leq 0.2$　　⇔　ほとんど相関がない
　　　$0.2 \leq r \leq 0.4$　⇔　やや相関がある
　　　$0.4 \leq r \leq 0.7$　⇔　かなり相関がある
　　　$0.7 \leq r \leq 1$　　⇔　強い相関がある

6つの尺度について、すべてやや相関が認められた。

「隔離・身体拘束不実施不安度」とは正の相関をしている。「隔離・身体拘束不実施不安度」とは、医療スタッフが、隔離・身体拘束しないことによってどの程度不安を感じるかを測定する尺度である。すなわち、隔離・身体拘束をしないことによる不安を感じれば感じるほど隔離・身体拘束の意義を感じているということである。

隔離・身体拘束をしないことによる不安とは何であろうか。例えば、しないことによって他の患者が暴力をふるわれるかもしれない、器物破損が起こるかもしれない、他の患者が心配するかもしれないなどがある。これらの不安が強ければ強いほど隔離・身体拘束に意義を感じているのである。

「隔離・身体拘束不実施不安度」と同様に「暴力に対する脅威の認識度」も正の相関をしている。「暴力に対する脅威の認識度」とは、医療スタッフが患者が医療スタッフに対して向ける暴力についてどれくらい脅威を感じるかを測定する尺度である。

つまり、医療スタッフは、患者の暴力に脅威を感じたり、隔離・身体拘束をしない不安を感じれば感じるほど、隔離・身体拘束に意義を感じているのである。これら脅威や不安への対処手段として隔離・身体拘束をしようという意識がはたらいている可能性がある。医療スタッフは患者の暴力に対して、隔離・身体拘束によって身を守るということではなく、「包括的暴力対処プログラム（Comprehensive Violence Prevention and Protection Programme：CVPPP）」のような体系的な暴力対処プログラムを学んで、患者の怒りや攻撃性を和らげるようにしていく必要もあるだろう。このようなスキルを医療スタッフが身につけていくことで、患者の暴力や攻撃性への不安や脅威を低減させていくことも可能になってくると思われる。

「隔離・身体拘束積極度」とは正の相関をしている。これは隔離・身体拘束の意義を感じていればいるほど、隔離・身体拘束に積極的になるということであり、当然のことと考えられる。

「人権侵害妥協度」とは正の相関をしている。「人権侵害妥協度」とは、状況によっては人権を侵害されることについてどの程度妥協するかを測定する

尺度である。「状況によって、本人の同意が得られないこと、プライバシーの制限を受けること、本人の自由を奪うことなど、患者の人権が制限されることはやむをえないことであると思う」「一般社会と精神科病院内では異なる価値基準があるのはやむをえないことであると思う」などの質問項目から成っている。すなわち、人権侵害されることについて妥協する意識が強ければ強いほど隔離・身体拘束に意義を感じているということである。

患者の意思に反する入院形態がある精神科医療の現場で働くスタッフに対しては、現在よりも人権啓発の機会を設けてもよいのではないだろうか。

「隔離・身体拘束不利益認識度」とは負の相関をしている。医療スタッフが、隔離・身体拘束を実施することで患者が不利益、デメリットを被ることについて、どの程度認識しているかを測定する尺度である。

患者の不利益とは、例えば隔離・身体拘束によってむしろ患者の不安やおそれが増したり、放置されたと感じてしまうといったことである。これが負の相関関係にあるということは、隔離・身体拘束の患者への不利益の認識がないほど、隔離・身体拘束の意義を感じているということである。そうであるならば、医療スタッフの患者の不利益についての認識が高まっていけば、意義意識度が下がっていくことになる。隔離・身体拘束によって患者が被る不利益を検討するような研修機会なども有効であろう。研修では、医療スタッフが隔離や身体拘束を受ける具体的な体験なども必要になってくるかもしれない。

「隔離・身体拘束業務肯定度」とは正の相関をしている。「隔離・身体拘束業務肯定度」とは、医療スタッフが、現在行なわれている隔離・身体拘束の現状について、どの程度肯定しているかを測定する尺度である。「患者の人権に十分配慮されていると思う」「患者にとって心的に外傷的な体験にならないように配慮されていると思う」などの質問項目から成っている。つまり、隔離・身体拘束の現状を肯定、容認していればいるほど、隔離・身体拘束に意義を感じているということである。

(11) 重回帰分析の結果と考察

本項では重回帰分析を行なった結果と考察について述べる。

まず、重回帰分析の説明をする。前項の相関分析は、XがふえればYもふえるという関係の分析であった。それに対して、重回帰分析は原因と結果を探るときに用いられる分析である。

ここでは、「隔離・身体拘束意義意識度」がどのような要因から成るのかを分析する。重回帰分析の考え方をもう少し説明しよう。例えば、駅近くにあるスーパーの利益率と駅からの距離という関係で考える。駅からの距離が0分のスーパーは平均7％の利益率で、駅からの距離が1分延びる毎に利益率が0.25%低下するとしよう。

スーパーの利益率をY、駅からの距離をXとすると、

$$Y = 7.0 - 0.25X$$

という関係式が成り立つ。

これを別の言い方をすれば、Yという変数をXという変数でどれくらい説明できるかということである。この場合の要因となるXが1個の場合を単回帰分析、2つ以上ある分析を重回帰分析という。

重回帰分析は以下の方程式で表わされる。

$$y = ax' + bx'' + c$$

先の回帰分析の式と比べると、Xがx'、x''と複数になっていることがわかるだろう。

筆者は、この重回帰分析を隔離・身体拘束の分析に用いることにした。すなわち、「隔離・身体拘束意義意識度」をYとして、筆者が作成した残る各尺度の回答結果を式に投入していき、医療スタッフが隔離・身体拘束に意義を感じることの原因は何かを探ったのである。これにより、どの要因と関連

表4　隔離・身体拘束意義意識度を従属変数とした重回帰分析の結果

尺度	標準化係数
隔離・身体拘束不利益認識度	－0.305
隔離・身体拘束不実施不安度	0.283
隔離・身体拘束積極度	0.168
人権侵害妥協度	0.140
病棟環境満足度	0.105
暴力に対する脅威の認識度	0.095
関与必要性認識度	0.077
精神障害者の自立消極度	0.073

があるかが特定できるだろう。

　重回帰分析の結果は表4のとおりである。

　上記8種類の尺度が、重回帰分析によって「隔離・身体拘束意義意識度」と大きくかかわっていると推定された。標準化係数というのは、いわば方程式のXの数値で、この数値が大きいほど影響の大きな原因と考えられる。なお、各尺度の質問数が異なるため、方程式に投入するXの数字そのままでは影響度が比較できないため、それを補正し、比較できるようにしたものが標準化係数である。表では数値の大きい順、すなわち影響力の大きい順に挙げてみた。

　「隔離・身体拘束不利益認識度」が最も大きい要因として挙がっているが、マイナスがついている。よって患者の不利益を認識しないことが隔離・身体拘束意義意識度の最大の要因ということになる。また、「隔離・身体拘束不実施不安度」「暴力に対する脅威の認識度」も挙がっている。これらに対しては相関分析のさいに述べたように、医療スタッフに対して患者の立場から隔離・身体拘束の不利益を考える研修機会を提供したり、患者の暴力を予防し対処するための包括的なプログラムが有効であろう。「人権侵害妥協度」

が挙がっていることに対しては人権啓発の機会も必要だろう。さらに、相関分析では挙がってこなかったものとして、「病棟環境満足度」「精神障害者の自立消極度」「関与必要性認識度」が挙がっている。

「病棟環境満足度」が挙がっているということは、病棟環境に満足しているという意識が意義意識の要因となっていることを意味する。隔離室の環境、身体拘束をされている場所の環境などについて、意識が向かないことが意義意識の要因となっているのである。患者の疾患を診るのと同時に、精神科病院の環境面が患者に与えている影響はないかという環境面からの視点をもつような教育も必要であろう。

「精神障害者の自立消極度」も挙がっている。ということは、精神障害者の自立への消極性が隔離・身体拘束の意義意識の要因になっているということである。同尺度の質問項目にあったような、「激しく変化する現代社会ではだれでも精神障害者になる可能性がある」「精神障害者が普通でない行動をとるのは病状の悪いときだけで、ふだんは社会人としての行動がとれる」などの認識が自然にもてるような、精神障害者への偏見を排した研修・教育機会がさらに必要になってこよう。

「関与必要性認識度」も要因として挙がっている。看護師養成の教科書に、観察のために隔離・身体拘束を用いる例が挙げられていたが、観察・関与の必要性を感じ、それを可能にする隔離・身体拘束というものに意義を感じているのかもしれない。

以上、アンケート回答の全体的な集計結果、相関分析、重回帰分析の結果とそれに基づく考察を述べてきた。

ここで、モデルを思い起こしてみよう。本分析では、「隔離・身体拘束意義意識度」と「隔離・身体拘束不利益認識度」の錘りが天秤に乗っていることを仮定していた。相関分析、重回帰分析で述べたような、患者の不利益を認識できるような研修機会などは、このモデルの「隔離・身体拘束不利益認識度」に錘りを乗せることである。こちらに錘りを乗せることによって、もう一方の天秤の「隔離・身体拘束意義意識度」は相対的に軽くなる。これに

より「隔離・身体拘束積極度」を下げていくことができ、ひいては隔離・身体拘束の縮減に繋がっていくことが可能になると思われる。

1) 松井豊編：心理測定尺度集Ⅲ　心の健康をはかる〈適応・臨床〉．サイエンス社，2001．
2) （財）全国精神障害者家族会連合会編：精神病・精神障害者に関する国民意義と社会理解促進に関する調査研究報告書．1998．
3) 川野雅資編：精神看護学Ⅱ　精神臨床看護学．ヌーヴェルヒロカワ，2006．
4) 読売新聞夕刊：2008年12月3日．
5) 川野雅資編：前掲書．
6) JACAHO（Joint Commission on Accreditation of Healthcare Organization：医療施設合同認定機構）：患者安全のシステムを作る―米国JACAHO推奨のノウハウ．医学書院，2006．
7) JACAHO：前掲書．
8) JACAHO：前掲書．
9) 吉浜文洋：行動制限の現状と問題点―精神科看護の立場から．日本精神科病院協会雑誌，Vol.28 No.10：17-18，2009．
10) 川野雅資編：前掲書．
11) （社）日本作業療法士会の定義．
　　〈http://www.jaot.or.jp/ryohoshi/swf/info-1.swf〉

第 5 章

情報公開

1 精神科医療と情報公開

　厚生労働省は、2004年に、今後の精神保健施策の方向性を示す「精神保健医療福祉の改革ビジョン」をまとめた。このビジョンは、基本方針として「『入院医療から地域生活中心へ』というその基本的な方策を推し進めていくため、国民各層の意識の変革や、立ち遅れた精神保健医療福祉体系の再編と基盤強化を今後10年間で進める」としている。そして、達成目標として「精神疾患は生活習慣病と同じく誰もがかかりうる病気であることについての認知度を90％以上とする」としている。

　また、厚生労働省の諮問機関・社会保障審議会医療部会は2011年7月6日、これまで「4大疾病」と位置づけて重点的に対策に取り組んできた、ガン、脳卒中、急性心筋梗塞、糖尿病に、新たに精神疾患を加えて「5大疾病」とする方針を決めた。これは、いままでの4大疾病と同じように、精神疾患についても国として重点的に政策を実行していくことを意味する。

　このように、国は、国民への精神疾患の理解を進めつつ、重点的にその対策に取り組んでいこうとしているように見える。しかし、患者1人1人が自分に合った病院を選び、適切な治療を受けるためには、精神科病院に関する情報が可能なかぎり事前に公開され、入手できることが必要である。

　では、精神科医療における情報公開の現状はどのようになっているのだろ

うか。患者は、治療のために利用する精神科病院についての情報をどのように得て、受診や入院をすることができるようになっているのかも含め、述べていくことにしよう。

2　精神保健福祉資料と情報公開

まず、国は精神科病院の情報をどのように収集し、持っているのかを見てみよう。

厚生労働省社会・援護局障害保健福祉部精神・障害保健課は、毎年6月30日付で全国の都道府県・指定都市に各精神科病院の報告をさせている。これを６３０調査（ろくさんまる）という。調査結果は、独立行政法人国立精神・神経医療研究センター精神保健研究所のホームページ上で確認できる[1]。

ここでは、都道府県別、また国立病院、都道府県立などの運営形態別に、次のような項目が掲載されている。病院数、病床数、病棟数、措置入院・医療保護入院・任意入院など入院形態別による入院患者数、保護室数、保護室にいる患者数、身体的拘束を行なっている患者数、年齢階層の患者数、職種の内訳（医師、看護師、作業療法士など）等々である。例えば、2010年6月30日現在、全国の精神科病院で保護室に隔離されている患者は9,132人、身体拘束を受けている患者は8,930人であることが確認できる。

ここで注意しなければならないのは、上記の「精神保健福祉資料」のインターネットで知ることができる情報は、各都道府県・指定都市ごとの集計値であり、個々の精神科病院の情報はいっさい掲載されていないことである。厚生労働省は、毎年6月30日現在の状況を各都道府県に提出させ、個別病院の情報は各都道府県が持っている。もし、個人が自分の居住地域の各病院の情報を得たい場合は、各病院に問い合せることになる。そして、病院に問い合せて得られない情報については、各都道府県の情報公開条例に基づいて、情報公開請求をして情報を得る必要がある。

この「精神保健福祉資料」の情報開示については、1997年に京都において、京都・滋賀人権センターが京都府、京都市に対して開示請求を行なっている。

いったん非開示の決定を受けたが、その後提訴を行ない、1999年京都地方裁判所が請求を全面的に認める判決を出したため、以降、京都府においては同資料が全面開示されるようになった。

その後、新潟においてもNPO法人「にいがた温もりの会」が、2003年に新潟県内の精神科病院の同資料の情報公開請求を行なったが、資料中の都道府県コードなどの部分的な公開のみで、病院の情報は非開示であった。そこで、同NPO法人は行政不服審査法第4条の規定に基づいて異議申立てを行なった。そして、最終的に県の情報公開審査会が「全面開示すべきである」という諮問を行ない、異議申立てから1年9カ月後に同資料が全面公開されるに至っている。

次節では、新潟における同資料の全面公開に至った経過を辿りながら、情報公開における論点を考えていくことにしよう[2]。

3　新潟県の全面開示事例

2003年9月、県内のNPO法人が、新潟県情報公開条例の規定に基づいて新潟県内の精神科病院分の「精神保健福祉資料」の情報公開請求を行なった。

同NPO法人は、精神障害者をはじめ医療従事者、一般市民など100人弱の団体である。精神保健福祉資料が公開されることで、県内の精神科病院の情報を得ることができるようになり、精神障害当事者が実際に診療を受ける病院を選ぶさいの参考になると考えたのである。なぜなら、精神保健福祉資料は、病床数、病棟数、措置入院・医療保護入院・任意入院などの入院形態別による入院患者数、保護室数、保護室にいる患者数、身体的拘束を行なっている患者数、年齢階層別の患者数、職員の職種の内訳（医師、看護師、作業療法士等）など、さまざまな精神科病院の情報が得られるものであり、これらを一括して得ることができれば患者の利便性に大いに寄与するものと考えたからである。

これに対して、同年10月、新潟県は同資料について「個別病院が特定できるような上記諸情報につき非公開とする」旨の通知を行なった。そこで、同

NPO法人は、この決定の取り消しと情報の全面公開を求めて、2003年11月25日に行政不服審査法に基づいて、新潟県に対して異議申立てを行なったのである。
　では、なぜ新潟県は、精神保健福祉資料を全面公開しないという判断を行なったのであろうか、その主張を見てみよう。

「各都道府県・指定都市が作成した資料は、厚生労働省社会援護局障害保健福祉部精神保健福祉課（当時。以下同）への提出後に集計され、『精神保健福祉資料』という名称で厚生労働省及び国立精神・神経センターから発行されている。これに掲載されている情報は各都道府県・指定都市ごとの集計数値にとどまり、個々の精神病院についての情報は掲載されていない。また、各個票には病院コードを記載することとなっており、同時に提出する病院コード一覧との突き合わせにより、個々の病院の特定が厚生労働省では可能であるが、集計が終わった時点でこれを破棄することとしており、保存されたデータにより個々の精神病院が特定されることはない取扱いをしている」

　つまり、新潟県は、そもそも「精神保健福祉資料」は集計終了後破棄し、個々の病院が特定できないようにしているのであるから、それを特定するような情報公開はできないという立場をとっている。そして、新潟県が情報公開をしないことの根拠としているのが、新潟県情報公開条例の第10条である。

第10条
　実施機関は、公開の請求に係る公文書に次の各号のいずれかに該当する情報が記録されているときは、当該公文書を公開しないことができる。

そして、この第10条では公開除外事由を9つ列挙している。
　つまり、新潟県は今回の精神保健福祉資料の情報公開は、この9つの公開除外事由のうちの3号と6号に該当するため、公開しないと主張したのである。それでは、その3号および6号の公開除外事由を見てみよう。

第10条（3）
　法人その他の団体（国及び地方公共団体を除く。以下「法人等」という。）に関する情報又は事業を営む個人の当該事業に関する情報であって、公開することにより、当該法人等又は当該個人に不利益を与えるおそれのあるもの。ただし、次に掲げる情報を除く。
ア　法人等又は個人の事業活動によって生じ、又は生ずるおそれのある危害から個人の生命、身体又は健康を保護するため、公開することが必要と認められる情報
イ　法人等又は個人の違法又は不当な事業活動によって生じ、又は生ずるおそれのある支障から個人の財産又は生活を保護するため、公開することが必要と認められる情報
ウ　ア又はイに掲げる情報に準ずる情報であって、公開することが公益上必要と認められるもの

第10条（6）
　県の機関又は国等の機関が行う検査、監査、争訟、交渉、入札、試験等の事務事業に関する情報であって、当該事務事業の性質上、公開することにより、当該事務事業若しくは将来の同種の事務事業の実施の目的を失わせ、又は当該事務事業若しくは将来の同種の事務事業の公正若しくは円滑な実施を困難にするおそれのあるもの

　すなわち新潟県は、3号において、公開することにより当該法人（本件の場合は県内の精神科病院）が不利益を受けるという点、6号において、公開すると今後県が精神保健福祉資料の作成のための県内精神科病院からの情報収集をすることが不可能になるという点で該当し、公開できないとしたのである。
　まず、3号の、公開することにより精神科病院が不利益を受けることに該当するという新潟県の主張を見てみよう。

条例第10条第3号該当性について
（１） 条例第10条第3号は、法人の事業に関する情報であって、公開することにより、当該法人に不利益を与えるおそれのあるものを非公開とする条項である。
（２） 入院は一般に民法上の契約を締結する行為であるが、精神障害者がその疾病の特性から病識を欠き医療を受ける機会を逸すること等があるため、保護者の同意や都道府県知事による入院が制度化されていること、一般医療と比較して在院期間が長期に渡る傾向があること等の精神科医療固有の事情については一般に認識が十分とはいえず、精神科医療については不正確に評価がなされる可能性が強い。
（３） 「夜間外開放」、「個別開放」、「終日閉鎖」、「モニター」、「閉鎖的環境」は法令等で定義された上で精神保健福祉行政分野で使用されている用語ではなく、本件公文書において独自に使用される概念であり、これらに関する情報は当該精神病院が公表しておらず、また法令上も公表の義務がないものである。

このような正確さに劣る情報が公開されることは、これにより不正確に病院の運営等に評価がなされることとなり、誤った理解や無用の不安感を与え、当該精神病院がこれまでに獲得してきた社会的信用・信頼を失わせ、結果として利用者が減少したり、地域住民の理解が得られにくくなるおそれがある。

また、任意入院者の開放的な環境での処遇（本人の求めに応じ、夜間を除いて病院の出入りが自由に可能な処遇をいう。昭和63年4月8日厚生省告示第130号による定義。）を制限することは、当該入院者の症状からみて、制限をしなければ医療又は保護を図ることが著しく困難であると医師が判断する場合に可能であるが、開放的な環境での処遇の制限が必要でありながらも制限することを当該精神機関に躊躇させるなど、その事業運営に支障が生じ、競争上の地位その他正当な利益が損なわれることが予想される。

ここで新潟県は「保護者の同意や都道府県知事による入院が制度化されていること、一般医療と比較して在院期間が長期に渡る傾向があること等の精

神科医療固有の事情については一般に認識が十分とはいえず、精神科医療については不正確に評価がなされる可能性が強い」とし、精神科医療の特殊性からして情報がそのまま公開されることにより不正確な評価がなされることに対し懸念を表明している。

　また、保護室に関する情報についても、これを公開することによって精神科病院が不利益を受けるとして、次のように述べている。

（4）　（中略）この保護室の利用状況については、公表しておらず、また法令上も公表の義務がない上、その性質上、これについての情報が公開されることは、これにより不正確に病院の運営等に評価がなされることとなり、誤った理解や無用の不安感を与え、当該病院がこれまでに獲得してきた社会的信用・信頼を失わせ、結果として利用者が減少したり、地域住民の理解が得られにくくなるおそれがある。また、保護室の使用が必要でありながらもその使用を当該病院に躊躇させるなど、その事業運営に支障が生じ、競争上の地位その他正当な利益が損なわれることが予想される。

　ここで新潟県が示しているのは、保護室の利用状況の情報を公開することにより、「誤った理解や無用の不安感を与え」るという認識である。そして、その他の情報についても以下のように述べ、保護室の情報と同様に情報を公開することが精神科病院にとって不利益であると結論づけている。

（5）　死亡等の退院時の患者の状況、残留患者数、在院患者の入院期間、残留患者の状況については、公表しておらず、また法令上も公表の義務がない上、その性質上、これらについての情報が公開されることは、これにより不正確に病院の運営等に評価がなされることとなり、誤った理解や無用の不安感を与え、当該病院がこれまでに獲得してきた社会的信用・信頼を失わせ、結果として利用者が減少したり、地域住民の理解が得られにくくなるなど、その事業運営に支障が生じ、競争上の地位その他正当な利益が損なわれることが予想される。

第5章　情報公開

以上のように、新潟県は精神科病院の情報公開は、当該病院が不利益を受ける第3号事由に該当すると主張している。
　次に、第6号の、情報公開すると今後県が精神保健福祉資料の作成のために精神科病院から情報を収集することが不可能になるという点に該当するという、新潟県の主張について見てみよう。

　条例第10条第6号該当性について
（1）　条例第10条第6号は「県の機関又は国等の機関が行う検査、監査、争訟、交渉、入札、試験等の事務事業に関する情報であって、当該事務事業の性質上、公開することにより、当該事務事業若しくは将来の同種の事務事業の実施の目的を失わせ、又は当該事務事業若しくは将来の同種の事務事業の公正若しくは円滑な実施を困難にするおそれのあるもの」を非公開とする条項である。
（2）　本件公文書中における県立病院及び国立病院等（以下「公立病院等」という。）の個票に記載されている事項は、病院の事業活動に関する情報であり、県の機関又は国等の機関が行う事務事業に関する情報に該当する。前記2の条例第10条第3号該当性についての主張は、民間病院と同様に公立病院等においても該当するものであり、これらについての情報が公開されることにより、その事業運営に支障が生じ、競争上の地位その他正当な利益が損なわれることが予想される。

　　よって、当該事務事業の性質上、公開することにより、当該事務事業の今後の円滑な実施を困難にするおそれがある。また、本件公文書は国の依頼により県が作成するものであり、県の機関が行う事務事業に関する情報に該当する。
（3）　本件公文書の作成にあたっては、法令等の規定に基づき本県が報告を受けている情報だけでは不可能であり、精神病院に対して本件公文書の作成について協力を依頼することが不可欠である。当該病院が作成の協力を拒んだ場合には、他の手段によって作成することは不可能である。また、仮に協力を拒む精神病院が1病院にとどまったとしても、都道府県・政令

指定都市ごとの集計数値を把握し、精神保健福祉施策推進の資料とするという精神保健福祉資料の作成の目的を達成することは不可能となり、同種の調査はほかに実施していないことから、本県及び厚生労働省において精神保健福祉施策推進のための基礎情報が把握できない結果となる。また、仮にこのような事態が生じた場合にこの不利益を救済する手段がないことに留意すべきである。

このように、新潟県は情報公開をすることによって、今後病院からの精神保健福祉資料の作成への協力が得られなくなるため、非公開とするとしているのである。

ここまで見てきたように、新潟県は、第3号において公開することにより精神科病院が不利益を受けるという点、第6号において公開すると今後県が精神保健福祉資料の作成のための精神科病院から情報を収集することが不可能になるという点で該当し、公開できないとしているのである。

それでは、以上のような新潟県の主張に対して異議申立人（NPO法人側）の主張はどのようなものであるかを次に見ていこう。まず、情報公開請求権そのものについて次のように述べている。

　条例が明らかにしている住民の情報公開請求権は、非常に重要な権利である。住民の情報公開請求に対し非公開処分をすることは、住民の情報公開請求権を制限するものであり、このような処分を認めることには慎重であるべきである。

　条例を解釈するにあたっては、条例の目的及び条文構造にかなう解釈であることが求められる。そして、このような条文の目的及び条文構造からすれば、各非公開事由は、その解釈運用においてみだりに拡張されることのないよう、各非公開自由を定めた趣旨に即して非公開の範囲が必要最小限のものとなるよう厳格に解釈されるべきである。

　また、当該情報が各非公開事由に該当することの立証責任は実施機関にあり、実施機関が当該情報について、各非公開事由に該当することの個別具体

的な立証ができない場合、当該情報は公開されるべきである。

このように、住民にとっての情報公開請求権の重要性を指摘し、その非公開事由をみだりに拡張しないよう求めている。

次に、医療に関する情報は、非常に高度な公益性をもつことを指摘する。

ア　医療に関する情報は、非常に高度な公益性があり、住民にとって有用性と緊急性をもつものであることから、当然、情報公開の対象とすべきものである。

　　具体的には、病院に関する情報提供をすることは、患者と医療従事者との信頼関係の構築、情報の共有化による医療の質の向上、患者の医療選択権の保障という観点から非常に重要である。

イ　特に、精神科医療においては、措置入院・医療保護入院などの非自発的入院が存在し、また行動制限が認められていることから密室医療に陥りがちであり、医療情報の提供等によって、その透明性を高めることは他の診療科における以上に重要である。

と述べている。さらに、次のようにも述べる。

条例第1条は、「この条例は、県民の公文書の公開を求める権利を明らかにするとともに、情報公開の総合的な推進に関し必要な事項を定めることにより、県政に対する県民の理解と信頼を深め、県民の県政への参加を促進し、もって公正で開かれた県政を一層推進することを目的とする。」と規定する。

そして、地域医療に関する行政住民相互の情報交換・意見交換の前提としての情報の共有化を実現することによる地域医療の質の向上、県民に対する医療サービスの一環として医療選択の保障、上記精神科医療の特色に応じたその透明性の確保（透明性を確保することにより病院による患者に対する人権侵害を防止すること）は、いずれも県政の重要課題に位置付けられる。

したがって、精神病院に関する情報を公開することは、条例の目的に極め

て合致するものである。そうであるならば、精神病院に関する情報の公開の必要性、公益性は、他の県政に関する情報に比べて勝るとも劣らないものであり、精神病院に関する情報は、原則として公開されるべきである。

また、新潟県が情報公開により「誤解されるおそれ」があることを理由に非公開にしていることについて、次のように論駁を試みている。

　このような「おそれ」を重視するのであれば、すべての県民に対し公文書公開請求権を保障するとともに、すべての公文書を原則公開の対象とするような条例は制定せずに、条例制定前の公文書任意公開の制度を維持し、実施機関が「当該情報を正確に理解、評価する間違いのない県民である」と判断した相手方にだけ、誤解されない範囲の公文書を公開すればよいのである。本県がこのような「情報非公開」の体制を改め、情報公開条例を制定し、すべての県民に対し公文書公開請求権を認め、公文書の公開を原則としたということは、公文書公開請求権の重要性にかんがみ、実施機関の主張するような『おそれ』があったとしても公文書公開請求権の保障を優先するという政策的な判断をしたものである。
　このような立法態度を採用したのは、情報公開制度の意義が行政の市民に対する説明責任をまっとうするためのものであるからである。

さらには、情報公開制度の市民に対する説明責任について、次のように述べる。

　県民は、必ずしも行政内部の事情や専門的事項にすべて精通しているものではないため、単に公文書に記載された情報を公開されただけでは、知りたい情報の意味や内容が十分理解できない場合も少なくない。請求者の個性や当該公文書の内容によっては公開を受けた情報の意味内容を正確に理解できない場合があることは、条例の制定の時点で既に十分予想されたことである。当該情報の公開の機会に、実施機関である担当課が請求者に対し当該情報の

意味内容について十分な説明をすることは、行政の説明責任の一環をなすものであり、情報公開の実施に付随し、これと一体となる業務として条例自体が想定していることである。

そして、新潟県が精神保健福祉資料の公開は情報公開条例第10条3号の、公開することにより当該法人（本件の場合は県内の精神科病院）が不利益を受けるという点で公開する必要がないとしていたことに対し、異議申立人は「国および地方公共団体については、その公共的性格にかんがみ、同号の法人の範囲から除外されており、国および都道府県以外の者が設置した精神病院であっても、それと同様の公共性を有する」旨の主張している。

精神保健及び精神障害者福祉に関する法律（昭和25年法律第123号。以下「精神保健福祉法」という。）第19条の8の規定により、都道府県知事は、国及び都道府県以外の者が設置した精神病院であって厚生労働大臣の定める基準に適合するものの全部又は一部を、その設置者の同意を得て、都道府県知事が設置する精神病院に代わる施設として指定することができる。このように、指定病院については、法律上都道府県知事が設置する精神病院に代わる施設と位置付けられており、都道府県立病院と同様の公共性を有するものである。
　そうであるならば、指定病院に関する情報もまた、国公立の精神病院に関する情報と同様に、その公共的性格にかんがみ、同号の範囲から除外されるものというべきである。

つまり、都道府県立病院でなくても「指定病院」となりうるのだから、それらと同様の公共性を有していると指摘しているのである。
　さらに、同号ウにおいて、「ア又はイに掲げる情報に準ずる情報であって、公開することが公益上必要と認められるもの」を非公開情報から除外していることを指摘したうえで、次のように述べる。

一般に精神病院は、指定病院でなくとも、地域住民にとって高い公共性を有する機関であることから、その情報は、可能な限り地域住民に対し公開されるべきである。
　そもそも、病院とは、医療法（昭和23年法律第205号）に基づき、都道府県知事の認可によって開設されるものであり（同法第7条第1項）、傷病者が、科学的でかつ適正な診療を受けることができる便宜を与えることを主たる目的として組織され、かつ、運営されるものでなければならない（同法第1条の5）。
　すなわち、病院は、株式会社等が営利を追求することを目的とした営利法人であるのとは異なり、国民の健康の保持に寄与するという公的使命をもつ組織である。病院が公共的性格を有することは、都道府県知事は、営利を目的として病院を開設しようとする者に対しては、厚生労働省令の定める要件に適合するときでも、開設の許可を与えないことができる（同法第7条第5項）ことからも明らかである。

このように、異議申立人は精神科病院の情報が高い公共性をもっていることについて、根拠を示しながら、公開が公益上認められると主張している。
　そして、次に第6号の「公開すると今後県が精神保健福祉資料の作成のために県内精神病院からの情報を収集することが不可能になる」という新潟県の主張に対しても、資料作成を拒否する病院が実際に現われるのかということに疑問を呈し、次のように述べる。

　その精神病院が本件公文書の作成提出を拒否したことにより、精神保健福祉資料の作成の目的を達成することが不可能となり、新潟県及び厚生労働省において精神保健福祉施策推進のための基礎情報が把握できない結果となる。したがって、その精神病院は、いわば精神保健福祉資料の作成という厚生労働省の事業をつぶしたという評価を、厚生労働省及びそれに協力している新潟県の行政当局から受けることになる。このことは、以後、当該精神病院は、国及び新潟県と明確な対立関係に立つことを意味する。

また、民間の病院においても、このような国及び新潟県と明確な対立関係に立つ行為を行うことは考えにくい。厚生労働大臣及び新潟県知事は、精神保健福祉関連行政においても、法令の運用、予算措置、許認可、補助金の交付、監査及び行政指導等強力な行政権限を有している。……このような行政の強大な権限にかんがみ、民間の病院は、できる限り行政当局との協力関係を重視し、行政当局と対立するような状況にならないよう苦心しているものと認められる。したがって、民間の一病院が、本件公文書の公開に反発し、このような強大な権限を有する厚生労働省及び新潟県と対立関係に立つような行動をあえて選択するとは考えにくい。

　以上のように述べ、異議申立人は第6号の除外事由には該当しないとしているのである。
　さて、新潟県における精神保健福祉資料の情報公開をめぐる経過は、新潟県が2003年12月に新潟県情報公開審査会に諮問を行ない、2005年8月1日に、同審査会が、同資料のすべてを公開すべきという答申を行ない、新潟県がこの諮問を受けて、同月24日に全面開示の決定を行ない決着した。
　異議申立人、県、それぞれの主張を受け、同審査会は答申の中で公開の決定の判断理由を述べている。ここでは、先に述べてきた、新潟県が主張する新潟県情報公開条例第3号の公開することにより精神科病院が不利益を受けるという点、同第6号の公開すると今後県が精神保健福祉資料の作成のための精神科病院からの情報収集が不可能になるという点をいずれも退けている。
　答申の判断理由を見てみよう。

条例第10条第3号該当性について
　本件非公開情報は、個別病院の施設・病床、入院患者等の状況に関する情報であり、これらは客観的・概括的な数値にすぎないものと認められる。また、経営方針、経理等の事業活動を行う上での内部管理に関する情報でもないことから、本件非公開情報のうち、公立病院等を除く民間病院に関する情報を公開することにより、各精神病院の事業運営に支障が生じ、競争上の地

位その他正当な利益が損なわれるおそれがあるとは認められない。仮に不正確な評価がされることを招く懸念があるのであれば、それは今後の県民への情報公開や啓発活動を行うことで解消すべきものと考えられる。

よって、第3号には該当しないとした。
次に、情報公開をすることによって今後の同資料の作成という事業に支障を来すかどうかについては、次のように述べている。

　本件非公開情報のうち、公立病院等の事業活動に関する情報を公開することにより、公立病院等の事業運営に支障が生じるとは認められないことは、民間病院と同様である。そもそも公立病院等は、客観的事実に関する情報などは進んで住民に明らかにしていくべきものと考える。

以上のように、情報公開審査会は、精神保健福祉資料を公開することが病院側に不利益をもたらすとは認定せず、むしろ積極的に客観的事実に関する情報などを公開するよう求めたのである。
新潟県は「精神障害者がその疾病の特性から病識を欠き医療を受ける機会を逸すること等があるため、保護者の同意や都道府県知事による入院が制度化されていること、一般医療と比較して在院期間が長期に渡る傾向があること等の精神科医療固有の事情については一般に認識が十分とはいえず、精神科医療については不正確に評価がなされる可能性が強い」と主張し、そのため「正確さに劣る情報が公開されることは、これにより不正確に病院の運営等に評価がなされることとなり、誤った理解や無用の不安感を与え」るとしていた。
しかし、このような状況であればあるほど、審査会の諮問にもあるように、住民に向けて情報公開や啓発活動を行なうことで解消すべきであり、そこから住民と行政、病院との信頼関係が醸成されてくるのではないだろうか。
そして、異議申立人が指摘したように、市民は必ずしも行政内部の事情や専門事項にすべて精通しているわけではない。情報の公開はただそれを示す

第5章　情報公開　111

のではなく、その意味するところについて十分に説明することも必要であろう。十分な説明があってこそ、市民もその客観的な数値の意味が理解でき、情報が活きてくると思われる。いわば、行政は患者と病院との間の理解の橋渡し役としての役割が期待されるといえよう。

　以上のような経過を経て、精神保健福祉資料の全面公開の流れは進み、その後、埼玉県においても同資料が公開されるようになってきている。

4　全国の情報公開に関する活動

　前節において、わが国の精神科医療の情報を集約した「精神保健福祉資料」の情報公開が進展してきた経過について述べた。精神保健福祉資料は情報公開条例に基づいて公開請求すれば個別病院の情報まで入手できるようになってきている。ただ、そこで入手できるのは、病院数、病床数、病棟数、措置入院・医療保護入院・任意入院など入院形態別による入院患者数、保護室数、保護室にいる患者数、身体的拘束を行なっている患者数、年齢階層別の患者数、職種の内訳（医師、看護師、作業療法士など）など、いわば数量的に表わされたものである。

　では、実際に精神科病院を利用する人たちは、精神科病院に関するどのような情報を求めているのであろうか。それを考察するために、全国において精神科病院の情報を入手するためにどのような活動が行なわれているかを見ていくことにしよう。

（1）　大阪精神医療人権センターの活動

　1983年、栃木県の宇都宮病院において、入院患者に対する看護者による傷害致死事件（宇都宮病院事件）が発生した。この事件は、同年4月、栃木県宇都宮市にある精神科病院・報徳会宇都宮病院で、食事の内容に不満を漏らした入院患者が看護職員に金属パイプを用いた暴行を加えられ死亡し、また同年の12月にも退院を訴えた別の患者が職員らに殴られ死亡したという事件である。

これに大きな衝撃を受けた患者、医療従事者、弁護士、一般市民らが集まり、1985年に大阪精神医療人権センターが設立された。設立の目的は、人権侵害から精神障害者を救済する活動を展開することであった。

　同センターは、2003年より大阪府から委託を受けて「精神医療オンブズマン制度」を実施してきた。これは、病院を訪問し、病院内に滞在して、療養環境を視察すると共に、患者からの相談、訴え、要望等を聴取して、病院に対し改善提案や患者からの要望等を伝達するものである。同センターでは、その訪問結果をホームページ上や、冊子として出版し、情報を公開している。

　この活動は、大阪府の「精神障害者権利擁護システム事業」の一環として行なわれてきたが、2008年に大阪府が財政再建の一環として発表した「財政再建プログラム試案」において廃止事業となり、事業予算290万円が打ち切られた。しかし、その後、反対運動が起き、現在では予算が大幅縮減となりながらも「療養環境サポーター活動」として活動を継続している。

　それでは、どのように精神科病院の情報が公開されているのか、同人権センターが府内のある精神科病院を訪問したさいの報告の一部を、ホームページから見てみよう。

　その病院には、2006年7月における訪問と2010年2月2日の訪問とを比較し、改善されているか否かがわかるように記載されている[3]。

〔前回訪問の様子から改善が見られた点〕
・ベッド横のカーテンがなかった。病室のポータブルトイレの周りに仕切りがなかった。
　　⇒ほぼすべてのベッド横にカーテンが付けられていた。
・隔離室のトイレ周りに囲いがなく、職員からトイレを使う姿が丸見え。
　　⇒トイレ前に壁を設置。
・隔離室から看護師を呼ぶ方法として、インターホン等がなかった。
　　⇒2病棟はインターホンを設置したが壊されたので、その後は設置していない。3病棟はインターホンが設置されている。
・2、3、5病棟のトイレの個室内にトイレットペーパーがなかった。

⇒設置されていた。
・電気カミソリが病棟全体で共有されていた。
　　⇒各人で購入する形に改善されていた。
・多くの患者には退院に向けてのプログラムはなかった。作業療法士はいなかった。
　　⇒作業療法士が雇用されていた。患者からは「じっとしているだけ」という声もあったが、院内プログラムについて話す患者も増えていた。[4]
〔改善が見られなかった点〕
・診察室のない病棟があり、診察室のある病棟も詰所で診察が行なわれていた。
・1病棟では詰所に近いトイレは男女共用だった。1病棟では鍵のない個室があった。3、5病棟ではトイレ内にポータブルトイレがあり、囲いはなかった。

　ここにあるのは、精神保健福祉資料にあるような数字では表わすことのできないものばかりである。また、その内容も、もし精神科病院に入院することになったら、これでは困るので改善して欲しいという観点からの具体的な指摘であり、そのことについて訪問者側と病院側でキャッチボールが行なわれていることがわかる。
　このように同センターでは、実際に訪問して得られた府内すべての病院の情報を、その提言と共に「療養環境サポーター活動報告」「オンブズマン活動報告」としてホームページ上に公開している。また、訪問した病院の報告は、同センターが隔月で発行する『人権センターニュース』に掲載され、全病院をまとめたかたちで『扉よひらけ　大阪精神病院事情ありのまま』として刊行している。この報告書は、府内全病院の訪問結果や病院へのアンケート結果、情報公開で得られたデータなどをまとめたものとして2000年に初めて刊行され、最新の情報を織り込み2010年に第6版まで版を重ねている。[5]

（2） 隔離・身体拘束に関する患者の生の声

さて、それでは、隔離・身体拘束に関して、患者は具体的にどのようなことを考え、望んでいるのであろうか。

筆者は、大阪精神医療人権センターが発行する入手可能な最も古い1996年12月号から2011年4月号までの『人権センターニュース』の中の「入院患者さんの声」「オンブズマン活動報告（2010年4月号からは療養環境サポーター報告）」のコーナー、および『扉よひらけ　大阪精神病院事情ありのまま』に掲載されている隔離・身体拘束に関する患者の声をすべて抽出し、内容に即してカテゴリー毎に分類し、実際に患者からどのような声が挙げられているのかを分析した。その結果をまとめたのが図5である。

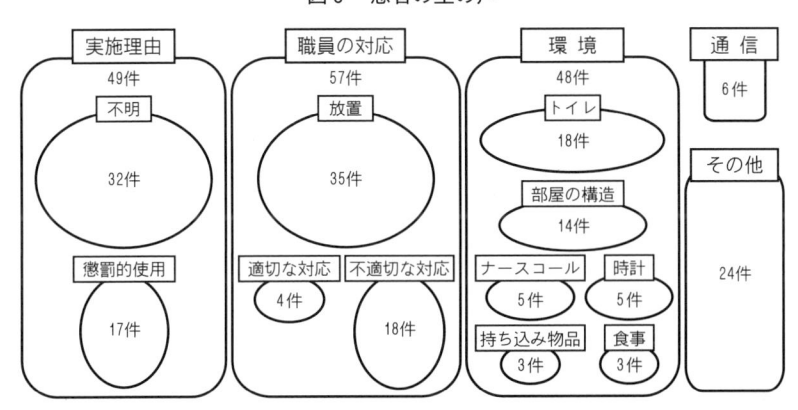

図5　患者の生の声

実施理由 49件	職員の対応 57件	環境 48件	通信 6件
不明 32件	放置 35件	トイレ 18件	
懲罰的使用 17件	適切な対応 4件 / 不適切な対応 18件	部屋の構造 14件 ナースコール 5件 / 時計 5件 持ち込み物品 3件 / 食事 3件	その他 24件

総計184件の隔離・身体拘束に関する生の声の記載があった。

職員の対応に関するものが57件（うち放置されたこと35件、適切な対応に関すること4件、不適切な対応に関すること18件）、環境に関するものが48件（うちトイレに関すること18件、部屋の構造に関すること14件、ナースコールに関すること5件、時計に関すること5件、食事に関すること3件、持ち込み物品に関すること3件）、通信に関すること6件、その他感想などが24件、実施理由に

関すること49件（うち実施理由不明32件、懲罰的使用17件）であった。

　それぞれの具体的な内容を見てみよう。職員の対応に関するもの57件は、放置されたこと35件、適切な対応に関すること4件、不適切な対応に関すること18件に分けられる。

〔放置〕
・「全然見回りに来てくれなかった。絶対に来るのは、おやつと食事のときくらい。半時間とか1時間に1回ペースではなかったか」
・「何度も大声を出しても来てくれなかった」
・「看護師さーんと大きな声で呼ぶ。なかなか来てくれないけど」

　これらは、隔離・身体拘束で放置されたと感じている患者の声といえるだろう。
　病院の評価を行なう公益財団法人日本医療機能評価機構が策定している精神科病院向けの自己評価票においても、隔離時には30分に1回、身体拘束時には15分に1回の観察が基準となっていて、現在ではこの基準を取り入れる病院が多くなってきている。しかし、実際に隔離や身体拘束をされた患者の不安感はただ観察の回数を増やしただけでは軽減されない面もあり、隔離・身体拘束された患者に対するケアの質を向上させることがより必要と思われる。

〔適切な対応〕
・「4日ほど保護室にいた。パンパンと手をたたくと時間はかかるけど対応はちゃんとあった。そのときもじっくり先生が部屋に来て話を聞いてもらえた」
・「主治医はよく話を聞いてくれた」
・「保護室にいたとき、何が嬉しかったというと、看護師さんが来てくれたこと」

このような、職員が適切な対応をしてくれたという声もあった。患者が「適切」と感じるのは、隔離・身体拘束をされていても、職員がきちんと自分にかかわってくれたというものである。

〔不適切な対応〕
・「保護室に入ることを拒んだら突き飛ばされ、肋骨を打った。レントゲンをとってほしいと言ったが応じてくれなかった」

このように、非常に問題のある対応がなされていることもある。

・「前にいた病院で隔離室に入っているとき、痰がからんだりして水が欲しかったのに、看護師が対応してくれなかった」

このような水に関するものが計4件あった。ただし、精神科病院の中には、「多飲症」あるいは「水中毒」と呼ばれる症状を呈する患者が一定数いることもある。多飲症とは「飲水に関するセルフケア能力が低下しているために、体重が著明に増加するほどの飲水をしてしまうことであり、過剰な水分摂取により日常の生活にさまざまな支障を来すこと」[6]である。つまり、たくさん水を飲むことで、体内の水分、電解質のバランスを乱してしまうのである。それがつづくと、痙攣や意識障害といった重い症状に至ることもある。

精神科医療においては、この水中毒の予防のために隔離を実施することもある。つまり、病棟内の多飲症の患者が、職員が見ていないときに水飲み場などで水をたくさん飲んでしまうことを防止するためである。稲垣の研究によると、入院患者の154名に対し、1日3回の体重測定を行なったところ、1日の中で体重変動が4％以上見られた重症の多飲症患者が全体の2割（31人）存在したとしている。[7]記載にあった水に関する患者の訴えが、この水中毒予防のために隔離されているときのものかどうかは判然としない。

つづいて、環境に関するものである。

全48件のうち、トイレに関すること18件、部屋の構造に関すること14件、

第5章 情報公開 117

ナースコールに関すること5件、時計に関すること5件、食事に関すること3件、持ち込み物品に関すること3件であり、トイレに関することが最も多い。

〔トイレ〕
・「前の廊下を通る職員と目があって恥ずかしく嫌」
・「ここではトイレをする姿が丸見えなのがつらかった」
・「保護室ではトイレを使うのも監視カメラで見られていて恥ずかしい」

これらは、保護室のトイレに囲いがなかったり、カメラの存在によって患者が羞恥心を覚えるというものである。いずれも自殺防止のためにそのような構造になっている。筆者も模擬体験をしたが、隔離室のような環境では排泄行為を見られるのではないかと、とても不安に感じるものであった。患者の声でも、隔離される患者は排泄の行為を見られることを非常に恥ずかしく感じていることがうかがえる。

・「保護室で夜間、トイレの水が流せなかった」
・「入院後の最初の大便のときは、室内で水が流せないため、臭いが隔離室内に充満することがある」
・「大便しても水が出ない。蛇口も無い。手も洗えず、気持ち悪かった。ティッシュは少しずつしか持ってきてくれなかった。トイレットペーパーもなかった」

トイレの水が流せないというのは、先の多飲症患者の水中毒を防止したり、患者の便の状態を確認するために、患者の意思では水が流せないようにしているのである。しかし、隔離室を使用するのは水中毒の患者や、必ず便を確認しなければならない患者ばかりではないだろう。

環境面でトイレに次いで多かったのが、隔離室の構造面に関することであった。

〔部屋の構造〕
・「動物園の檻のようだった」
・「牢屋みたいな檻がある」
・「旧館の保護室は、鉄格子でコンクリートの上にうすい布団を敷いて寝かされる。便所がその横にある」
・「窓はあるが暗かった」

 このように、保護室はそこにいることが非常につらくなるような構造であることがうかがわれる。「日が当たって気持ち良かった」という肯定的なコメントも1件だけあった。先の「窓はあるが暗かった」ということと合わせて考えると、保護室はあまりに薄暗すぎないような環境が必要と思われる。

〔ナースコール〕
・「保護室にはナースコールがない」
・「ナースコールの場所がわからなかった」

 保護室は、ナースコールがなかったり、あっても場所がわかりにくく、患者は通常の病室にいるときよりも、よりいっそう不安感を覚えるような構造であることがうかがえる。

〔時計〕
・「入室時、時計がなくて時間がわからなかった」
・「腕時計を隔離室に持っていけた」

 これは、保護室には時計がないため、いったん入室すれば時間の把握のしようがなく、腕時計の持ち込みを許されれば、時間がわからないという不安感や孤独感が軽減される可能性があることを示唆している。

〔その他持ち込み物品〕
・「思っていることを書きたくても、ノート、ペンがないので、考えていたことがわからなくなる。自分の心の中でガーッとなるのを防ぐためにも書き留められるものが欲しい」

　医療スタッフからすれば、保護室に物品を持ち込むことは自殺防止の観点からあまり認めたくないところであろう。しかし、隔離される患者1人1人の状況は異なり、書くものがなくてより不安定になる患者もいることも念頭に置き、持ち込み物品については、より個別的に判断する必要があるだろう。

〔食事〕
・「保護室はご飯を地べたに置いて食べる。すごく嫌なもの。今は下にシートを敷くらしい」
・「地べたに坐って食べる」
・「ダンボールの上で食事をしないといけなかった」

　隔離室には机や椅子がなく、食事を床に置いて食べざるをえないつらい状況であることがうかがわれる。

〔通信〕
・「電話郵便を止められたためSOSも出せなかった」
・「保護室から精神医療審査会に電話をかけたかったので、医師に付き添われて電話をしにいった。1回目は話し中で電話がつながらなかった。もう一度かけようとしたら、横から医師に電話を切られた」

　これらは、たとえ患者が隔離・身体拘束中であっても、人権擁護機関などを含めた外部とのつながりを保つことができるかどうかであるが、残念ながら、そのことが十分守られていない現状があることが垣間見える。
　隔離・身体拘束の実施理由が不明であるというものは32件あった。

〔(実施理由) 不明〕
- 「説明なしに入れられたことがある」
- 「入院してすぐに保護室に入れられた。手足も縛られた。私にわかる説明はなかった。主治医も看護師も『今はまだムリムリ』の繰り返しだった」

これらは、保護室に入るさいに本人にわかるような明確な説明がなされていないというものである。また、患者に対して、いつ、どのようになったら隔離・身体拘束が解除されるのかという明確な治療目標が示されていないように思われる。

保護室の懲罰的使用に関するものは17件あった。

〔懲罰的使用〕
- 「お風呂に入っていたら、看護師が『お前ら、はよ出んかい！』と言ったり、『保護室入れるぞ』と言う。言葉遣いがきつい」
- 「看護師、医師に質問をしたいと何度も言うと『あんまり言うと（保護室に）入れるぞ』と言われた。そういう看護師が3人いる」
- 「主治医に『今度トラブル起こしたら保護室入れるぞ』と言われた。退院したい」
- 「ルールを守らないなどを理由に罰として保護室に入れられ、殴られた。監獄や」
- 「煙草を吸える時間が決められており、守れなくて保護室に入れられることがある」

これらは、隔離・身体拘束、あるいは保護室そのものの存在を懲罰的に用いている例である。37条1項基準の「患者の隔離について」においても、「隔離は、当該患者の症状からみて、その医療又は保護を図る上でやむを得ずなされるものであって、制裁や懲罰あるいは見せしめのために行われることは厳にあってはならないものとする」とされている。しかし、このあってはならないことが、いまだになくなっていないことがわかる。

以上、分析結果を述べたが、もちろんこの内容はあくまで大阪という一地域において行なわれた病院訪問活動から得られた情報であり、すべてをそのまま一般化することはできないであろう。つまり、積極的に訪問員に答えた内容であるから、隔離・身体拘束などの現在の処遇について肯定的に捉えている人の声は拾いにくいこともあるだろう。しかしながら、これらは隔離・身体拘束をされた患者の生の声であることには間違いない。

　隔離・身体拘束は、放置されたと感じてしまうような環境であったり、排泄行為もままならず、さらに懲罰的な使用があるなど、さまざまな問題を孕んでいるといえる。

　そして、これらは精神保健福祉資料にある「保護室数」といった数量的な情報ではなく、病院訪問や電話相談などの結果が直接公開されたからこそ、その実態が浮き彫りになったものといえるだろう。

（3）　静岡の「藤枝友の会」の活動

　静岡では、精神障害者の当事者の会である藤枝友の会が活動を行なっている。藤枝友の会は、1978年に発足した精神障害者によって構成された会である。

　当会は、1988年から1995年まで7年余をかけて、静岡県内にある37の精神科病院に足を運び、調査を行なっている。そして、その結果を『精神科のユーザーによる日本の精神病院調査』として刊行している。さらに、第2回調査として2003年から2009年の7年半をかけて県内の38病院を訪問し、そこで得た情報を『扉をたたけ　総集編』として刊行している。これらの中では、精神科病院のどのような情報が得られているだろうか。同書にある調査時の病院に対する質問項目から見てみよう。[8]

1．すぐ調査に応じたか
2．病棟内を見せたか
3．病床数
4．四肢拘束について（抑制はしますか）

5．電気ショック療法（ES）をやりますか
6．保護室について（保護室数、保護室へ収容するのは何人ですか、最長収容日数は何日ですか、患者がただちに看護師に意思を伝える方法はありますか）
7．現金所持について（現金は持てますか、持てないのなら日用品などどのように手に入れているのですか、注文ないし購入できる頻度は）
8．電話制限（友人の電話を取り次ぎますか、取り次ぐ場合、主治医、家族の許可を条件にしているか、電話番号を公開していますか、電話に関する制限をするかしないか、電話代の現金は本人が持てますか、持てないならどうしているか）
9．面会について（友人の面会を認めますか、面会に来たことを伝え、ただちに本人の意思を確認しますか、主治医の許可を条件にしていますか、家族の許可を条件にしていますか、面会に立会者をつけていますか、病棟内での面会を禁止していますか、保護室内での面会を禁止していますか）
10．外出について（主治医が可能と判断した時点で本人単独の外出を認めていますか、その場合誰が付き添えば外出可能ですか）
11．外泊について（主治医が可能と判断し本人も希望するが家族の反対がある場合、家族と本人の意思のどちらを優先していますか）
12．退院について（外泊と同様に家族と本人の意思のどちらを優先していますか）
13．病室について（カーテンなどで個人のプライバシーを保護していますか、鍵付個人ロッカーを設置していますか）
14．所持品について（一律に持てないものは何ですか、食べ物、タバコ、ライター、針・ハサミ・カミソリ、ラジカセ、ノートパソコン、化粧品、アクセサリー）
15．入浴について（入浴の頻度は）

藤枝友の会は、精神障害者によって構成される会であり、そこで得ようとしている情報も、もし自分がこの病院に入院したらどのような処遇を受けるかという観点からの内容となっている。電気ショック療法の有無、友人との

面会、入浴の頻度など、どれも切実な内容ばかりである。隔離室への最長収容日数、患者がただちに看護師に意思を伝える方法の有無、四肢拘束（両手足を同時に拘束する）の有無など、隔離・身体拘束についても具体的な情報を求めている。

（4） その他各地域の活動

　東京においては、東京精神医療人権センターと東京都地域精神医療業務研究会が共同で都内の精神科病院の情報をまとめた『東京精神病院事情』を刊行している。1989年に第1版を出版し、2010年には第6版を出版している[9]。6回の出版のうち、病院訪問が実施できたのは、2000年刊行の第4版時における80病院中35病院、2005年刊行の第5版時の80病院中33病院であった。残る4回は病院訪問が実施できず、統計資料の分析が中心の内容となっている。大阪における人権センターの活動は府の事業としてのものであったが、東京の当団体は任意団体として活動しており、病院側も事実上訪問を受け入れる義務はなく、全病院を訪問しての情報収集が困難になっている。

　新潟においては、県内31病院のうち23病院からアンケート回答を得て、そのうち18病院は病棟内の訪問を実施し、2004年に『新潟精神医療情報誌』を刊行している[10]。これは新潟県勤労者福祉厚生財団の助成金を得て出版されたものである。しかし、その後は同様の活動は行なわれていない。

　埼玉においても、任意団体の埼玉県の精神医療を考える会が、県内病院について公開された精神保健福祉資料のデータを基に2003年に『データ（2003）から見た埼玉の精神病院』を刊行している[11]。

　以上、全国の主だった活動を取り上げた。これら活動を継続的に行なっていくことは容易ではないことがうかがえる。民間団体や個人でこれを継続して行なうには、資金・人材の確保など、大きな課題もあるようである。

5　米国カリフォルニア州の場合

　さて、前節までは、わが国における精神科医療に関する情報公開の状況と各地域における民間団体の活動について述べてきた。本節では、政府が積極的に隔離・身体拘束の実態を含め精神科医療の情報公開に取り組んでいる海外の例として、米国のカルフォルニア州の情報公開について取り上げる。
　「カリフォルニア州健康と安全に関する法律（CALIFORNIA HEALTH AND SAFTY CODE）」第1・5部第1180条「施設における隔離や行動制限の使用について」から見てみよう。[12] カリフォルニア州では、隔離・身体拘束に関して法律によって情報の公開が義務づけられている。

1180条2（d）（1）
　州の精神保健福祉局と発達障害局は、この条文に記述された施設の中での隔離および行動制限の使用に関する、義務づけられており、一貫性があり、即時的で、かつ公的にアクセス可能なデータ収集のシステムを確立するための手段を講じるものとする。データは標準的な統計比較を可能にするような方法で集められるべきである、というのが議会の意向である。

1180条2（d）（2）
　州の精神保健福祉局と発達障害局は、この情報をインターネットで公的に利用可能にするためのメカニズムを開発するものとする。

　このように、統計比較可能なかたちでわかりやすく隔離などのデータをインターネット上に公開することが法的に義務づけられている。実際にホームページ上に出ているデータとはどのようなものかを見てみよう。[13]

1．隔離を受けている事例数
2．身体拘束を受けている事例数

第5章　情報公開　125

3．患者1,000人当たりの隔離されている患者数
4．患者1,000人当たりの身体拘束されている患者数
5．隔離を実施している総時間
6．身体拘束を実施している総時間
7．隔離を実施している平均時間
8．身体拘束を実施している平均時間
9．（行動を制限するために用いられる）緊急の薬物治療を行なった事例数
10．患者1000人当たりの緊急の（行動を制限するために用いられる）薬物治療を行なった事例数
11．負傷を受けた職員数
12．負傷を受けた患者数
13．隔離・身体拘束中に死亡した患者数

　次に、実際にカリフォルニア州ホームページ上で公開されている図表を見てみよう。ここでは、州内にある5つの州立の精神科病院と2つの刑務所内の受刑者のための精神病患者用治療プログラムの計7種が比較されている。
　なお、図に示すアルファベットは略称で、ASHは州立アタスカデロ病院、CSHは州立コアリンガ病院、MSHが州立メトロポリタン病院、NSHが州立ナパ病院、PSHが州立パットン病院、SVPPがサリナスヴァレイ精神プログラム、VPPがヴェイカヴィル精神プログラムを表わす。
　図6は、隔離を受けている事例数である。これを見ると、州立アタスカデロ病院が、各月を通して隔離の事例数が50件から160件の範囲内にあり、他と比べると多いことがわかる。他の施設は多くても州立ナパ病院の月間60件が最大値である。また、州立メトロポリタン病院のように隔離は月間で多くても数件で、実施しない月もある病院もある。
　州立アタスカデロ病院は、刑務所を仮出所した精神病をもつ患者のための病院であり、患者は全員男性である。暴力的傾向をもつ患者が非常に多いとされる。このような病院がもつ特徴として、隔離が多くなっている。[14]
　次に、図7を見てみよう。

図6　隔離の事例数（2011年）

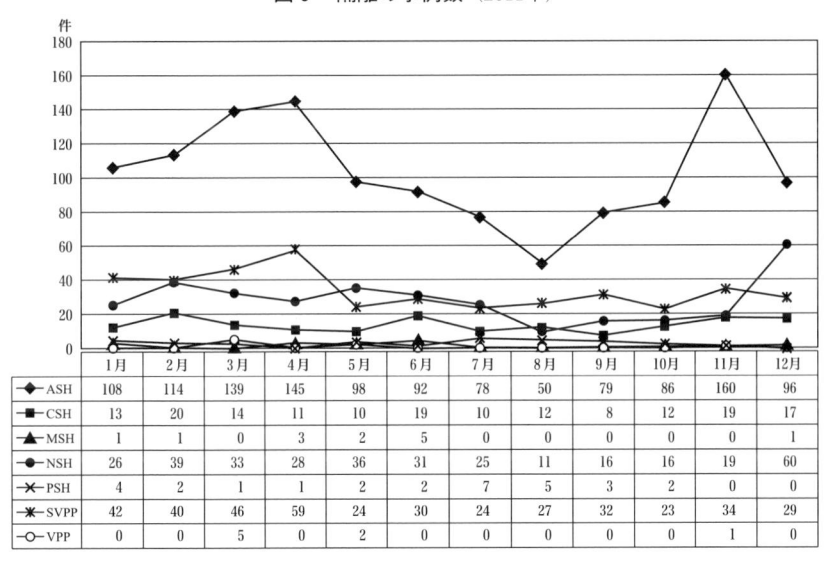

	1月	2月	3月	4月	5月	6月	7月	8月	9月	10月	11月	12月
ASH	108	114	139	145	98	92	78	50	79	86	160	96
CSH	13	20	14	11	10	19	10	12	8	12	19	17
MSH	1	1	0	3	2	5	0	0	0	0	0	1
NSH	26	39	33	28	36	31	25	11	16	16	19	60
PSH	4	2	1	1	2	2	7	5	3	2	0	0
SVPP	42	40	46	59	24	30	24	27	32	23	34	29
VPP	0	0	5	0	2	0	0	0	0	0	1	0

図7　隔離実施平均時間（2011年）

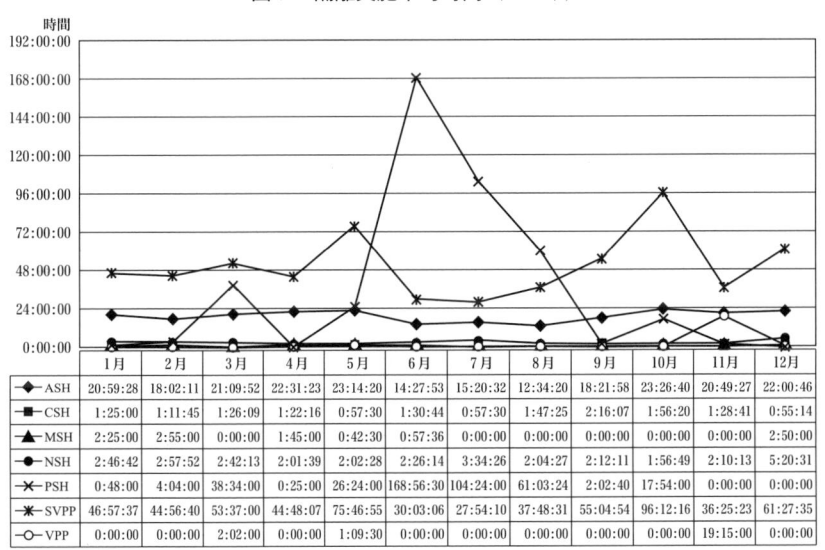

	1月	2月	3月	4月	5月	6月	7月	8月	9月	10月	11月	12月
ASH	20:59:28	18:02:11	21:09:52	22:31:23	23:14:20	14:27:53	15:20:32	12:34:20	18:21:58	23:26:40	20:49:27	22:00:46
CSH	1:25:00	1:11:45	1:26:09	1:22:16	0:57:30	1:30:44	0:57:30	1:47:25	2:16:07	1:56:20	1:28:41	0:55:14
MSH	2:25:00	2:55:00	0:00:00	1:45:00	0:42:30	0:57:36	0:00:00	0:00:00	0:00:00	0:00:00	0:00:00	2:50:00
NSH	2:46:42	2:57:52	2:42:13	2:01:39	2:02:28	2:26:14	3:34:26	2:04:27	2:12:11	1:56:49	2:10:13	5:20:31
PSH	0:48:00	4:04:00	38:34:00	0:25:00	26:24:00	168:56:30	104:24:00	61:03:24	2:02:40	17:54:00	0:00:00	0:00:00
SVPP	46:57:37	44:56:40	53:37:00	44:48:07	75:46:55	30:03:06	27:54:10	37:48:31	55:04:54	96:12:16	36:25:23	61:27:35
VPP	0:00:00	0:00:00	2:02:00	0:00:00	1:09:30	0:00:00	0:00:00	0:00:00	0:00:00	0:00:00	19:15:00	0:00:00

第5章　情報公開

これは各病院の隔離実施時間の平均である。これを見ると、5月までの時点では、サリナスヴァレイ精神プログラムが総じて48時間前後と、最も長かったことがわかる。

図6では実施件数は州立アタスカデロ病院が多いことがわかったが、この図7ではアタスカデロ州立病院の隔離実施時間は12時間から23時間であり、サリナスヴァレイ精神プログラムの半分程度であることがわかる。州立パットン病院は6月に隔離の平均実施時間が168時間と急激に増加している。6月の実施件数が2件であるから、この2件の隔離の合計時間が168時間であったことがわかる。これは6月に、とりわけ暴力的な患者が2名いて、つづけて隔離をせざるをえない状況であったとのことである[15]。

図8は身体拘束を受けている事例数、図9は身体拘束を実施している平均時間である。

次に図10を見てみよう。

これは、行動を制限するために用いられる薬物による非自発的な薬物治療の件数を示している。本人の同意を得ずに薬物によって鎮静化を図る事例である。これを見ると、他が数件から100件未満であるのに対してヴェイカヴィル精神プログラムは7月頃までは200〜250件前後で推移しており、実施件数が多いことがわかる。

ヴェイカヴィル精神プログラムは、刑務所に収監されている精神病患者が参加するプログラムであり、薬物による行動制限はこのような対象者に対して多く行なわれていることがわかる。

次の図11・図12は、職員や患者の負傷者数を示している。

図11は、隔離または行動制限の使用の間に生じた職員の負傷者数である。図12は、隔離あるいは行動制限の状態にあるときの患者の負傷者数である。

以上、カリフォルニア州のホームページからいくつか実際に公開されている隔離・身体拘束のデータを見てみた。詳細なデータが折れ線グラフで表示され、数値は月毎に示されているので、病院毎にその数値が増えたか減ったかが一目瞭然である。また、州政府のホームページ上で公開されているので、世界中どこからでも検索して見ることが可能である。

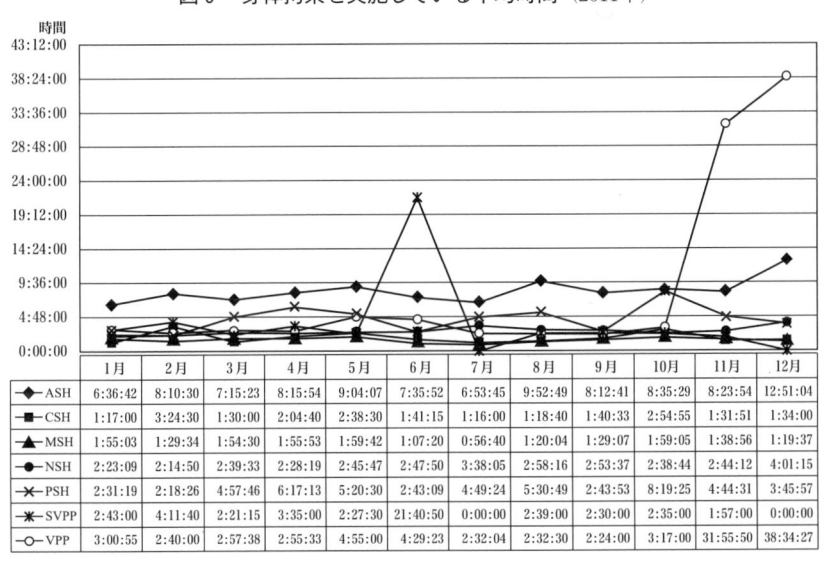

図8　身体拘束を受けている事例数（2011年）

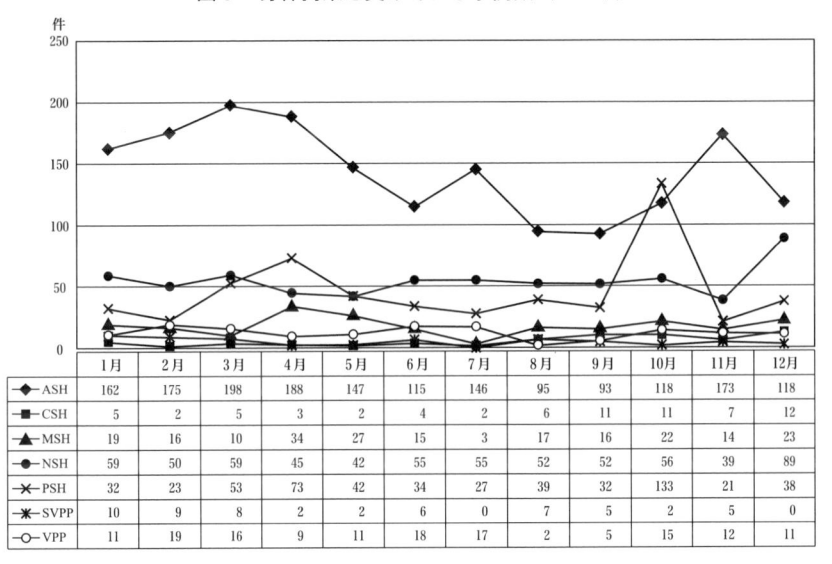

	1月	2月	3月	4月	5月	6月	7月	8月	9月	10月	11月	12月
ASH	162	175	198	188	147	115	146	95	93	118	173	118
CSH	5	2	5	3	2	4	2	6	11	11	7	12
MSH	19	16	10	34	27	15	3	17	16	22	14	23
NSH	59	50	59	45	42	55	55	52	52	56	39	89
PSH	32	23	53	73	42	34	27	39	32	133	21	38
SVPP	10	9	8	2	2	6	0	7	5	2	5	0
VPP	11	19	16	9	11	18	17	2	5	15	12	11

図9　身体拘束を実施している平均時間（2011年）

	1月	2月	3月	4月	5月	6月	7月	8月	9月	10月	11月	12月
ASH	6:36:42	8:10:30	7:15:23	8:15:54	9:04:07	7:35:52	6:53:45	9:52:49	8:12:41	8:35:29	8:23:54	12:51:04
CSH	1:17:00	3:24:30	1:30:00	2:04:40	2:38:30	1:41:15	1:16:00	1:18:40	1:40:33	2:54:55	1:31:51	1:34:00
MSH	1:55:03	1:29:34	1:54:30	1:55:53	1:59:42	1:07:20	0:56:40	1:20:04	1:29:07	1:59:05	1:38:56	1:19:37
NSH	2:23:09	2:14:50	2:39:33	2:28:19	2:45:47	2:47:50	3:38:05	2:58:16	2:53:37	2:38:44	2:44:12	4:01:15
PSH	2:31:19	2:18:26	4:57:46	6:17:13	5:20:30	21:40:50	2:43:09	4:49:24	5:30:49	2:43:53	8:19:25	4:44:31	3:45:57
SVPP	2:43:00	4:11:40	2:21:15	3:35:00	2:27:30	21:40:50	0:00:00	2:39:00	2:30:00	2:35:00	1:57:00	0:00:00
VPP	3:00:55	2:40:00	2:57:38	2:55:33	4:55:00	4:29:23	2:32:04	2:32:30	2:24:00	3:17:00	31:55:50	38:34:27

第5章　情報公開

図10　緊急の薬物治療を行なった事例数（2011年）

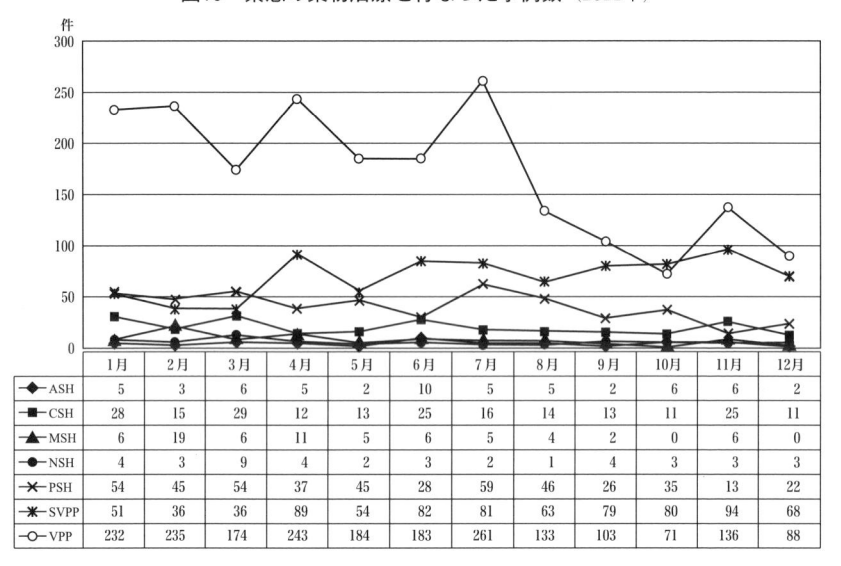

	1月	2月	3月	4月	5月	6月	7月	8月	9月	10月	11月	12月
ASH	5	3	6	5	2	10	5	5	2	6	6	2
CSH	28	15	29	12	13	25	16	14	13	11	25	11
MSH	6	19	6	11	5	6	5	4	2	0	6	0
NSH	4	3	9	4	2	3	2	1	4	3	3	3
PSH	54	45	54	37	45	28	59	46	26	35	13	22
SVPP	51	36	36	89	54	82	81	63	79	80	94	68
VPP	232	235	174	243	184	183	261	133	103	71	136	88

図11　負傷した職員数（2011年）

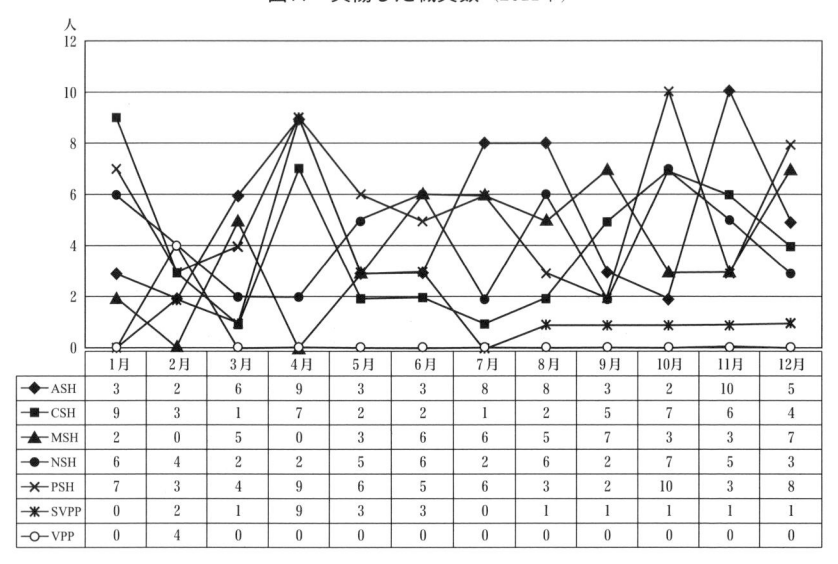

	1月	2月	3月	4月	5月	6月	7月	8月	9月	10月	11月	12月
ASH	3	2	6	9	3	3	8	8	3	2	10	5
CSH	9	3	1	7	2	2	1	2	5	7	6	4
MSH	2	0	5	0	3	6	6	5	7	3	3	7
NSH	6	4	2	2	5	6	2	6	2	7	5	3
PSH	7	3	4	9	6	5	6	3	2	10	3	8
SVPP	0	2	1	9	3	3	0	1	1	1	1	1
VPP	0	4	0	0	0	0	0	0	0	0	0	0

図12　負傷した患者数（2011年）

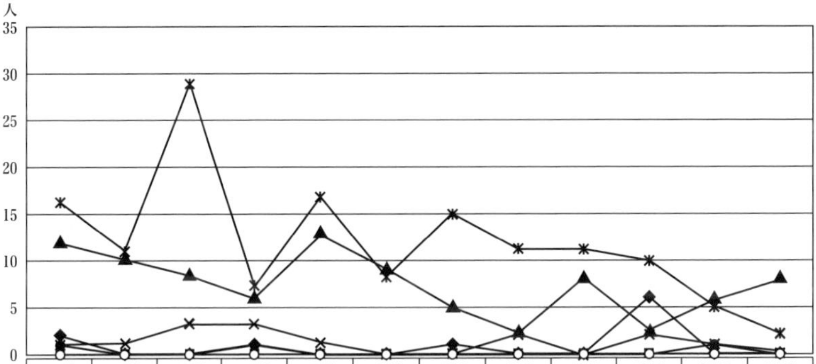

	1月	2月	3月	4月	5月	6月	7月	8月	9月	10月	11月	12月
ASH	2	0	0	1	0	0	1	0	0	6	0	0
CSH	0	0	0	0	0	0	0	0	0	0	0	0
MSH	12	10	8	6	13	9	5	2	8	2	6	8
NSH	1	0	0	1	0	0	0	0	0	0	1	0
PSH	1	1	3	3	1	0	0	2	0	2	1	0
SVPP	16	11	29	7	17	8	15	11	11	10	5	2
VPP	0	0	0	0	0	0	0	0	0	0	0	0

　さまざまなデータが公開されているため、データを比較して見ることによって、例えば隔離実施件数が多い病院が必ずしも長く継続して隔離を実施している病院ではないことなどが見てとれる。情報がここまで公開されているので、それを基に考えたり、議論をする材料が豊富であるといえるだろう。

　また、とくに注目すべきものは、隔離・身体拘束により負傷した職員数・患者数がそれぞれ掲載されていることである。さらには、隔離・身体拘束中に死亡した患者数も公開されている。ここには、あるがままのデータを公表し、議論の材料に供するという確固たる姿勢がある。

　州法に基づいて患者から負傷を受けた職員数を公開する背景について、竹端寛は以下のように述べている[16]。

　「この法律の目的の一つは、隔離・身体拘束を減らすことにあった。しかし法制定の議論の際、隔離・身体拘束を減らすとスタッフの傷害が相当数増えるのではないかという危惧の声があがっていた。この意見に対し、実情を調

べるために、スタッフが受ける傷害に関しても、隔離・身体拘束のデータ同様データを取ることを法律に明記した」

　医療関係者の危惧に対しては、そのためのデータをとり、公開して検討していこうという実証的な姿勢が見てとれる。
　また、米国では、各州に公的権利擁護機関の設置が義務づけられていて、カリフォルニア州にはPAI（Protection and Advocacy, Incorporated）という権利擁護機関がある。
　このPAIは「州が業務を委託したNPO法人で、40人以上の弁護士、サービス利用者権利擁護官、入院患者権利擁護官、セルフアドボカシー支援者、事務スタッフなど計200人以上のスタッフを抱える一大組織である」[17]。そして、このPAIの調査部門では、隔離・身体拘束による死亡や深刻な傷害を含むさまざまな権利侵害に関する調査も行なっている。竹端は次のように指摘している[18]。

　「PAIは調査したものを報告書にまとめておしまい、としなかった。調査部門と立法部門が協力して、これらの人権侵害の再発を阻止するため、閉鎖施設における隔離拘束に関する情報公開を義務づける法律の改定案を作成し、州議会での審議を経て、実現化に持ち込んだのである」

　このように、カリフォルニア州では隔離・身体拘束について、権利擁護という観点から情報公開や調査を行なっている。そして、その権利擁護の過程にかかわるのは、医療の「専門家」と呼ばれている人たちだけではない。
　ここから見えてくるのは、隔離・身体拘束は医療の専門家によって行なわれるので、専門家にお任せするというのではなく、できるだけその実情を公開しつつ、また複数の視点を採り入れながら、隔離・身体拘束によって発生する権利侵害を防止していこうという姿勢である。
　先に見てきたわが国と比較すると、精神科医療における情報公開に州政府自らが積極的であり、法律の裏付けをもって施策が進められているといえよ

う。そして、その施策の核には、権利擁護という考えがしっかりと根付いている。これに対して、わが国は、資金・人材も不足した民間団体によって、各病院の実態を把握できるように情報公開活動が懸命に行なわれていて、その継続性も危ぶまれるものが多い。

今後は、わが国おいても、まずは公立病院などが率先して隔離・身体拘束のデータを公表し、その最小化や医療の質の向上のために、さまざまな関係者が議論できる素地をつくっていく必要があるだろう。

1) 独立行政法人 国立精神・神経医療研究センター精神保健研究所ホームページ 〈http://www.ncnp.go.jp/nimh/index.html〉
2) 新潟県情報公開審査会：新潟県情報公開条例第17条第１項の規定に基づく諮問について（答申）．〈http://www.pref.niigata.lg.jp/〉
3) NPO法人大阪精神医療人権センターのホームページ 〈http://www.psy-jinken-osaka.org/〉
4) ここにある患者の「じっとしているだけ」の発言は、同人権センターを通じ、当日の訪問員に確認したところ、作業療法に参加しても（患者自身が）じっとしているだけ、の意味とのこと。
5) NPO法人大阪精神医療人権センター：扉よひらけ6 大阪精神科病院事情ありのまま．2010．
6) 川上宏人，松浦好徳：多飲症・水中毒―ケアと治療の新機軸．医学書院．2010．
7) 稲垣中：日内体重変動に基づく入院精神分裂病患者の多飲症に関する研究．慶応医学，2000．
8) 藤枝友の会：扉をたたけ 総集編．2009．
9) 東京精神医療人権センター：東京精神病院事情．2010．
10) NPO法人にいがた温もりの会：新潟精神医療情報誌．2004．
11) 埼玉県の精神医療を考える会：データ（2003）から見た埼玉の精神病院．2005．
12) 竹端寛：精神病院・入所施設における隔離拘束の最小化に関するカリフォルニア州法．季刊福祉労働，112号，2006．
13) Seclusion and Restraint Data State Hospitals and Psychiatric Programs. カリフォルニア州政府ホームページ 〈http://www.ca.gov/〉
14) 州立アタスカデロ病院に直接確認済み。
15) 州立パットン病院に直接確認済み。

16) 竹端寛：カリフォルニア州における精神障害者への権利擁護の実情（下）．季刊福祉労働，111号，2006.
17) 竹端寛：カリフォルニア州における精神障害者への権利擁護の実情（上）．季刊福祉労働，110号，2006.
18) 前掲.

第6章

3つの成功例

　本章では、全国の精神科病院のなかでも、隔離・身体拘束の縮減に積極的に取り組んでいたり、今後の縮減に向けて示唆が得られると思われる精神科病院を3つ紹介する。

1　恩方病院（東京都八王子市）

　恩方病院は、東京のJR八王子駅からバスで40分程のところにある、470床を有する精神科病院である。同院では、隔離・身体拘束の早期解除の試みが積極的に行なわれ、その実施期間が1日を越えることが非常に少ない病院である。
　当院の大きな特徴は、患者に対し「疾患教育」によって「治療への動機づけ」を徹底して行なっていることである。わが国では、統合失調症など精神疾患の治療開始前および急性期においては、患者が自らの病状についての理解力に欠けることが多いという考えから疾患教育が軽視されることが多かった。しかし、当院の堤祐一郎院長は「まず症状を十分聞き取り、不安や恐怖の元になっている患者なりの理由について確認することが大切である」[1]とする。そして患者に対しては、病院はそれら恐怖から本人を保護する安全な場所であること、病院スタッフは不安に思っていることや恐怖についていつでも相談にのること、そのような考えや感情は病気の疑いがあること、治療の必要性と治療によりそれらの悩みは軽減する可能性があることを繰り返し説

明している。この疾患教育は、医師だけでなく、看護師、作業療法士、薬剤師、精神保健福祉士、臨床心理士など、すべての職種が患者とかかわるさいに意識して行なわれている。

　また、精神科医療においては、ときとして患者の同意なしに注射製剤を用いることもあるが、当院ではそれが一切行なわれていない。堤院長は「これまで急性期病態の患者に対して、薬効の即効性を期待したり、経口投与の困難さを予測して身体拘束下における注射製剤が広く使用されてきた。しかし、この場合には患者に対する治療法の説明と同意の不十分さは否めず、治療の動機づけも困難であった。さらに、その方法が苦痛と恐怖を伴い患者にとってもトラウマになる可能性[2]」を指摘している。筆者がインタビューしたさいも「強制的に注射をするより、七転八倒しながらでも自分の状態を理解し、薬を受け入れていくほうがよい」と述べている。このような認識から当院では注射製剤を常備せず、すべて経口投与となっている。

　隔離・身体拘束について当院では、仮に隔離室に入っても、できるだけ2日目になる前に、まずは1時間出してみようというチャレンジが積極的に行なわれている。これは「患者の保護のために、あるいは医療行為を実施する目的での身体拘束や隔離室使用はさらに患者のストレス要因となってしまう[3]」と考えているからである。規定で定められた月1回の行動制限最小化委員会以外に、隔離・身体拘束をされた患者については、必ず毎朝、医師、看護師、精神保健福祉士などの多職種による解除に向けた会議も行なわれている。さらに、万が一、隔離・身体拘束が数日となってしまった場合には、別途日を定めてそのケースだけを取り上げて検討会議も行なっている。また、隔離・身体拘束の実施に関して記録が適正に行なわれているかどうかをチェックするために、必ず月1回、行動制限最小化委員会のメンバーが病棟を巡回している。これはスタッフ同士の緊張感を保つための良い例といえるだろう。

　以上のような恩方病院の医療は、「精神病だから」「急性期だから」患者本人は何もわからないという前提の下で行なわれる医療の対極にあるものといえよう。

2 のぞえ総合心療病院（福岡県久留米市）

のぞえ総合心療病院は、福岡県久留米市にある150床の精神科病院である。1994年時点では平均在院日数が2,156日という典型的な長期入院患者を中心とする精神科病院であったが、その後、精神科救急病院に転換し、2012年現在では平均在院日数を53日までに短縮している。当院における隔離・身体拘束の平均実施期間は共に数日以内であり、患者同士の相互交流を引き出す各種ミーティングをはじめとするさまざまなプログラムが実施され、社会への早期移行が実現されている、特徴ある病院である。

のぞえ総合心療病院に足を踏み入れるとまず気づくのが、だれも白衣を着用していないことである。このことは当院における医療の理念に関係している。

当院では、治療共同体という考えに基づく「力動精神医学的チーム医療」が行なわれている。この内容を見てみよう。

理事長の堀川公平氏は、患者を客体化し治療される（変わる）べき対象は患者のみとする考え方の病院を「伝統的精神病院」と呼び、このような病院は階層秩序の強い医師を頂点に患者を底辺とした二者関係の「身体医学モデル」であるとする。そして、このようななかで行なわれる医師を中心に多職種が集まる、いわゆる「チーム医療」は、患者との関係性はいまだ事実上二者関係にあり、「伝統的チーム医療」であるとする[4]。

これに対し、当院は、医療スタッフのみならず、患者自身が治療のチームに入り、スタッフ・患者間、患者同士の間におけるさまざまな相互交流の中で精神力動（心的な力と力の葛藤が繰り広げるダイナミズム）を重視した医療を展開している。これが治療共同体に基づく力動精神医学的チーム医療である。さらに具体的に見てみよう。

当院では、病棟ごとの週間治療プログラムを縦糸とし、それに20を超える疾患・課題別治療プログラムを横糸として、それらを統合し、回復という布を織り上げていこうとしている。20以上の疾患課題別プログラムは、例えば、

初回入院後4週までの患者を対象とする「新入院患者ミーティング」、性被害女性のための「ウイメンズグループ」、ギャンブル依存症者のための「ギャンブルグループ」、措置入院患者のための「措置入院患者ミーティング」など多彩である。

このうち「措置入院患者ミーティング」は、措置入院で入院中の患者が参加できる治療グループである。措置入院で入院する患者は、入院時にさまざまな激しい言動があり、警察に保護されたり、自傷他害など非常に重症のケースも多い。このような患者は入院してからも病棟内でも孤立しがちで、他のミーティングでも自身のことをどこまで話してよいのか戸惑っている。そこで、この「措置入院患者ミーティング」では、措置入院が解除され医療保護あるいは任意入院へと変更になった「措置入院OB患者」が参加し、そのOB患者がいわば「先輩」として助言することもある。

実際に措置入院患者ミーティングに参加して回復していったD氏の例を見てみよう。

D氏は、X年に某百貨店にて意味不明の言葉を口走り、警備員や買い物客に対し殴りかかろうとするなどの威嚇行為をして同院に措置入院となった。初回診察時には「紛争が起きている」と硬い表情で訴え、何らかの体系化された妄想の存在が示唆された。また、首に痣が残るほど執拗に自分の手で自分の首を絞めるような状態で、時間を決めて隔離を行なう状態であった。しかし、8日目に措置入院患者ミーティングの導入を図った。D氏にとって自分以外の措置入院患者と出会うのはそれが初めてであったが、緊張しつつも最後には「同じように悩んでいる人がいるんだなと思った。参考になりました」と述べている。その後もミーティング以外の場では不安定な状態がつづいたが、22日目に本人にとって2回目の措置入院患者ミーティングが行なわれた。そこでは、OB患者から、措置解除のコツやD氏が過ごしている隔離室での生活についての意見が出され、D氏は神妙に聞いていた。この姿は、同じ境遇の仲間を見つけ、自分の体験と重ね合わせ、何とか本人なりの現実を切り拓こうとする健康な姿であった。そこで、この時点で隔離解除に踏み切り、治療関係も好転していった。その後、D氏は「隔離が解除になって初

めてスタッフを信頼できるようになった」と述べ、措置解除後は今度は自身が措置入院患者ミーティングで、先輩として「ここは裁きの場ではないので、何を話してもよいですよ。素直に話したほうがよい」と後輩にアドバイスをするようにまでなり、数回の自宅への試験外泊を経て、入院127日目で自宅退院となった。[5]

このように措置入院という非常に症状も重く状態もよくない患者が多いなかで、そういった患者だけで構成される治療グループをつくり、患者自身の力をうまく引き出して相互交流を図り、退院にまで結びつけている。

当院では、このような構造化された各種ミーティングによる精神療法が行なわれているが、これとは別に患者と医療スタッフ間には「患者・スタッフミーティング」というものも日々実施されている。入院患者はこれに週に1回は必ず参加することになっている。ここでは自らが抱える課題や治療の進行状況などが報告され、ここでもスタッフを交えながら患者同士が話し合うことが推進されている。

さて、当院における独自の考え方に患者の「責任レベル」「服薬管理レベル」がある。これは、行動制限や服薬の自己管理の程度を決定する指標である。患者は入院中の自身の責任レベル、服薬管理レベルを把握している。責任レベルとは、どれだけ自分の言動に責任がもてるかで決められる行動範囲と条件のことで、以下の7レベルからなる。

⓪拘束レベル：自分の言動にまったく責任がもてず、ベッド上での拘束を利用すること以外には種々の破壊的衝動をコントロールできない状態。

①隔離レベル：自分の言動に責任がもてず、病棟内での共同生活が困難な状態。

②病棟内のみレベル：仲間をつくり、治療を有効に受けるために病棟内で過ごすことが求められるレベル。病棟外での行動に支障があったり、精神的・身体的に十分な援助の必要があるときも含む。

③病院内のみレベル：院内グラウンド等を含む、病院敷地内を散歩できるが、許可なく勝手に他の病棟に入ることはできないレベル。

④内まわりレベル：近隣の中学校まわりの散歩コースまでは行けるレベル。

⑤外まわりレベル：近隣のコンビニ、郵便局、飲食店を結ぶ散歩コースまで行けるレベル。

⑥市街地レベル：市街地まで行け、もっとも制限の少ない行動範囲のレベル。

服薬管理レベルとは、どれだけ自分の服薬に責任をもてるかで決められる自己管理の期間のことで、以下の4レベルからなる。

①スタッフ管理レベル：スタッフが決められた時間に行なうレベル。

②1日分自己管理レベル：服薬時間、服薬方法などを守りながら、1日分の薬を自己管理するレベル。

③3～4日分自己管理レベル：服薬時間、服薬方法などを守りながら、3～4日分の薬を自己管理するレベル。

④1週間分自己管理レベル：服薬時間、服薬方法などを守りながら、1週間分の薬を自己管理するレベル。

当院では、これらのレベルを患者自身が把握していて、そのレベルの上昇が動機づけられている。筆者は、患者・スタッフミーティングに参加したが、それがここでもうかがえた。

まずは、このミーティング内ではスタッフの介入によって促され、患者同士が前回ミーティングからその日までの1週間のお互いのことをコメントし合う。筆者が当院を訪問したときに、各病棟内を案内し説明してくれたのはスタッフではなく入院中の患者さんであったが、患者・スタッフミーティングでは、筆者を案内する患者Aさんの様子を見ていた別の患者さんが「Aさんは、今日の見学者に、落ち着いて説明ができていてとても良かった」とコメントしていた。このように患者同士がお互いの能力を引き出し合えるように、あらゆる資源が利用されている。

ミーティングではこのような受容的な雰囲気のなか、最後に、各患者から、次の1週間についての、自身の責任レベルおよび服薬管理レベルの希望が申告される。それに対して、患者同士で大丈夫かどうかをコメントし合う。ミーティング終了後は、参加した複数のスタッフで、患者の申告レベルどおりに翌日の全体会議に諮ってよいかを打ち合せる。全体会議は各部署の代表者

が一堂に会し毎朝1時間行なわれており、ここで各患者の次の1週間の責任レベルと服薬管理レベルが確定するのである。全体会議で決定された責任レベルは会議終了後ただちに、服薬管理レベルは会議の翌日から適用される。

　以上のように当院では、具体的な退院の目標のイメージを患者自身が把握しながら、次のステージへ向かって患者同士が励まし合いながら進んでいく。患者、患者・スタッフミーティングに参加するスタッフ、全体会議に参加する病院全体のスタッフなど、あらゆるかたちで情報が共有されているので、隔離や身体拘束をされていても、その必要性が本当に妥当かどうかのチェックがつねに入っているともいえる。当院は、患者とスタッフが治療における共同体を形成し、患者のステージを上げて退院させることに一丸となっているのである。より対等な患者・スタッフ関係の象徴が、スタッフが白衣を着用しないことなのである。[6] このようななかでは、隔離・身体拘束が不必要に長引いてしまう可能性は非常に低くなるだろう。

3　オリブ山病院（沖縄県那覇市）

　オリブ山病院は、沖縄県那覇市首里にある343床の精神科病院である。
　先に紹介した2つの病院は、明確な病院の方針の下、その治療スタイルが構造化されていたが、当院はそれとは若干趣きを異にする。
　それは、治療の標的となる「症状」を取り出して、定式化した手法により治療する合理的な方法というよりは、患者1人1人についてのナラティブ（物語的）な視点を大切にしつつ、患者のとる言動の意味や理由をじっくり考えながら進めていく医療である。すなわち、統合失調症をはじめ精神病の患者は一見奇異な言動があったりもするが、これら患者の行動を「症状」としてだけ見るのではなく、出来事が起こった背景、周囲との関係性、本人にとっての意味なども含めて理解していこうというスタンスが、当院にはある。当院では身体拘束は年間を通しても数件しか行なわれていない。
　筆者は、同院を訪問し、各職種の方々とさまざま交流する機会を得た。同院の横田泉副院長は「暴力や暴言のために保護室をしばしば利用したり、大

量の薬物を投与されているにもかかわらず改善しない患者がいるが、こういう人のなかには、病状よりも関係が荒れているがゆえにこのようになっている場合がある」、また「（患者の）切実な思いには怒りが伴うことが多い[7]」という。このような患者理解、人間理解があれば、「暴力行為、暴言があるので即隔離室へ」ということにはならないだろう。同院で隔離が実施されるときは、基本的に医師が一緒に隔離室まで行く。そして、どうして隔離されなければならなくなったのか、どうしたら出られるようになるのかを懇切丁寧に説明する。どうしても入室が必要なときは「覚悟を決めてください」ということもある。しかし、同時に「ずっと入ってもらうことはないし、こうなったら出ることができる」というゴールも丁寧に提示するのである。そして、いったん隔離されたとしても、食事のさいは、できるかぎり隔離室から出てナースステーションのテーブルで摂ってもらっている。隔離室の床にお盆を置いて食事をすることが精神状態の回復によいはずがないことを熟知しているのである。そして、できるだけ早く見守りの看護師を付けながら他の患者のいるホールに出てもらうようにしている。すなわち、「精神科病院という治療環境では、攻撃性は逸脱行動・問題行動としてネガティブなものと認識されることが多い。そして、しばしば隔離や過剰な鎮静の対象となってしまう。患者の切実さやもっともな言い分がこのように誤解され鎮圧されると、関係が荒れたり治療に抵抗する症例を医原的に作ってしまうことになる[8]」ことを十分認識しているのである。

　横田氏は著書のなかで、唐突な暴力行為や看護スタッフへの攻撃的態度が収まらず、隔離室使用をしていたある男性患者の事例を紹介している[9]。彼は「落ち着いてしばらく過ごすことができれば出てもらうのだから、そのように努力してほしい」と説得したが、患者は「自分の言っていることを理解しているのなら、今すぐ出すのが当然だろう」と攻撃的になり、押し問答がつづいていた。その後、奇妙な動作や昏迷状態も見られるようになり疎通性も悪くなっていく。そこで横田氏は、保護室の施錠は暴力行為があるときに限定すると患者に告げ、それをきっかけに患者と意思疎通がとれるようなっていくのである。患者は「こっちはネズミ、そっちはゾウだ。本当なら殴って

いるところだが、力づくでやられたらこっちは負けるからやらないだけだ」と言った。横田氏はこの言葉に大きな示唆を受けたという。そこで患者に「おっしゃるとおり。対立すると、私たちは圧倒的に強く、あなたは弱い立場にある。しかし、私たちは対立ではなく、あなたを守る立場に立ちたいと思っている」と伝えた。すると、患者に少しずつ変化が見られるようになった。その後、横田氏は患者に対し、以前保護室を長期施錠したことを詫びつつ、施錠しないようにしていこうと、さらに説得を試みる。一進一退がつづいたが、そのうち患者は「いろいろキツイことを言ってすみませんでした。考えたのですが、先生を信頼してよいだろうと思えるようになりました。先週口をきかなかったのは、暴力をふるった他の患者に先生が保護室を使わなかったのが不公平だと思ったからです」と述べるようにまでなった。横田氏は他の患者に保護室を使用しなかった理由を説明し、長く使用したことを反省していると伝え、信頼が徐々に構築されていった。横田氏は「当初こちらが攻撃性と認識していたものは、次第にもっともな主張や要望として理解できるようになった」「患者から見た自分が強大で威圧的であるという認識もなかった。筆者が自分の誤りに気づきだしてはじめて、患者から『ゾウとネズミ』という現実が語られた」と率直に述べている。

　患者・スタッフの間には、対等な対話が成立している。これらに必要なのは、堅固な方針や思想よりも、医療スタッフも含めて、ときとしてその誤りをも率直に認められる「しなやかさ」であるといえよう。

　当院のスタッフは、隔離・身体拘束を減らすことに関しても、上司の命令ということではなく、ごく自然に考え、実践しているようである。次のような例があった。

　当院に、ある病院から転院患者があった。この患者は胃瘻と呼ばれる、口から食事がとれない方の腹部に小さな穴を開けて直接胃の中にチューブを通す方法によって栄養剤が注入されていた。このように身体にチューブが繋がれている場合、患者はそれが不快だったり、気になったりして外そうとすることがある。これに対処するために身体拘束をすることもあるのである。転院時に先方の病院職員は、オリブ山病院の看護職員に対し引き続き身体拘束

をすることを強く勧めた。しかし、当院の看護職員は、それをそのまま受け入れるのではなく、どのようにすれば身体拘束をしないで済むかをみんなで考え、結局、腹帯と呼ばれる腹部に巻く帯を利用することによって、胃瘻のチューブが直接患者の目に触れないようにし、身体拘束をしないで済むようにしたのである。

　このように、スタッフ自身が考え、実践する雰囲気のなかでは、隔離や身体拘束の長期化は起こりにくいだろう。なお、当院ではこのような身体拘束を減らすための技術習得に向けて、「全国抑制廃止研究会」を主宰する東京の八王子市にある上川病院に看護職員を研修に派遣することも積極的に行なっている。

1）堤祐一郎：精神科病院における急性期及び慢性期の入院治療最前線．現代のエスプリ，No.473：81-102，2006．
2）堤祐一郎：前掲書．
3）堤祐一郎：前掲書．
4）堀川公平，堀川百合子：我が国において心理社会的治療を求め，生かし得る精神科病院とは―精神医学，医療モデル，医療システム，経営管理システムの視点から．精神神経学会雑誌，Vol.114 No.1：35-41，2012．
5）甲斐千穂，吉島秀和，堀川公平：「措置患者ミーティング」の立ち上げとその役割．集団精神療法，Vol.25 No.2：185-189，2009．
6）堀川公平：地域ケアの展開と精神科病院の役割―病院中心の地域ケアから地域中心のケアへ．Schizophrenia Frontier，Vol.12 No.2：24-28，2011．
7）横田泉：統合失調症の回復とはどういうことか．日本評論社，2012．
8）横田泉：前掲書．
9）横田泉：前掲書．

終　章

今後へ向けて

1　増えていく隔離・身体拘束

　これまで隔離・身体拘束の縮減をめざして論じてきたが、わが国の隔離・身体拘束は、現状のままでは残念ながら縮減ではなく、ますます増加していくように思われる。
　その要因の1つは、認知症患者の増加である。国が行なっている「患者調査」によると、医療機関を受療する認知症患者数は年々増加し、1999年に15万人だったものが、2002年は22万7,000人、2005年は32万1,000人、2008年には38万3,000人にまで増加している。それに伴い精神病床に入院する認知症患者は、1999年は3万7,000人、2002年は4万4,000人、2005年は5万2,000人と増加し、2008年においても5万2,000人とほぼ横ばいで、9年間で38％も増加している。厚生労働省内で行なわれた「今後の精神保健医療福祉のあり方に関する検討会」が2009年にまとめた報告書「精神保健医療福祉の更なる改革に向けて」でも、今後も精神病床において認知症で入院する患者がさらに増加する可能性が指摘されている。
　認知症は高齢者に多く、その患者が増えていけば、とりわけ転倒防止のための身体拘束が増えていく可能性が高いと思われる。
　さらに、精神病床における高齢化も著しく、2008年の患者調査によると、精神病床に入院する患者の実に48％が65歳以上の高齢者となっている。精

神科病院は、認知症、統合失調症などの高齢者がますます増えていく状況にある。

さて、本書では、精神科医療における隔離・身体拘束について論じてきたが、目を転じて、精神科病院以外の介護施設においてはどうであろうか。

介護保険法を受けて定められた「指定介護老人福祉施設の人員、設備及び運営に関する基準」（平成11年厚生省令第39号。改正を経て、平成24年厚生労働省令第30号）11条3項では「指定介護老人福祉施設は、指定介護福祉施設サービスの提供に当たっては、当該入所者又は他の入所者等の生命又は身体を保護するため緊急やむを得ない場合を除き、身体的拘束その他入所者の行動を制限する行為（以下「身体的拘束等」という。）を行ってはならない」とし、原則として身体拘束などの行動制限を行なわないことを方針としている。

その実態を明らかにするために、2010年に全国抑制廃止研究会の吉岡充理事長らが調査を実施している。この調査では、全国の特別養護老人ホーム、老人保健施設、介護型療養病床、認知症グループホームの4種類の介護施設約2万2,000施設に対して調査票を送付し、4分の1近い5,314施設から回答を得ている。これによると、入所者の3.1％が身体拘束を受けていることが明らかとなった。また、このうち約2割の人は緊急性や必要性に乏しい身体拘束を受けているとしている。[1]

このように、身体拘束は、精神科医療のみならず、介護施設においても多く実施されており、今後、高齢化の進展と共にさらに増加していくことが予想される。隔離・身体拘束の問題は、精神科医療にとどまらず、介護施設の入所者も含めて考えていくべきだろう。

2　縮減に向けて何をすべきか

さて、最後に、わが国の隔離・身体拘束を縮減していくためには、どのようなことを行なっていくべきかを考えてみよう。

(1) 偏見除去研修プログラムなどの実施

　第4章で述べたように、医療スタッフは、患者の暴力や、隔離・身体拘束をしないことに対して不安を感じ、隔離・身体拘束に意義を感じていた。これに対しては「包括的暴力対処プログラム（Comprehensive Violence Prevention and Protection Programme：CVPPP)」のような体系的な暴力対処プログラムを学習することによって、不安や脅威を減少させ、不安や脅威への対処手段としての隔離・身体拘束を減らしていく必要があるだろう。また、重回帰分析では精神障害者の自立消極度が要因として挙がっていたように、精神障害者への偏見をもっていることが隔離・身体拘束の意義意識の要因となっており、これにも適切に対処していく必要がある。

　精神障害者への偏見を減らしていくことについては、2001年から2003年にかけて、国立精神・神経センター（当時）精神保健研究所社会復帰相談部の西尾雅明氏が「統合失調症に対する偏見除去の方法に関する研究」[2]を発表している。ここでは、北海道十勝地区、岡山地区、仙台地区の国内3拠点において、統合失調症や治療に関する正確な知識の提供、回復した当事者との良好な接触体験などが対象者にどのような影響を与えるかについて介入研究を行なっている。その結果、偏見の除去には、当事者との良好な接触体験が有効という知見が得られ、そこから「ふれあい研修」と呼ばれる研修を開発している。

　「ふれあい研修」とは、講義を中心とした従来型の研修でなく、当事者の生々しい体験を聞く研修である。具体的には、まず「知り合いになりましょう」という活動で、精神に障害をもつ人、もたない人が互いに自己紹介をする。次に「話し合い」活動で、精神障害者になるとはどういうことか、もし自分が精神障害者になったらどう生きたいか、実際はどう生きられるか、何に困るか、何ができて何ができないか、などについてグループ全体で話し合うのである。つまり、この研修では「病気」がテーマなのではなく、「病気の人」の人生や生き方について考えるのである。

　同研究では、研究過程で明らかになったことを6点挙げている。

第1に、精神障害者との良好な接触体験の機会を増やす工夫が必要である。

　第2に、接触体験がよりよい体験となるような工夫を重ねることが必要である。その条件として、①精神障害者と一般市民が対等な立場で出会うようにすること、②共通の目標に向かって活動すること、③両者が競争したり競合したりしないこと、④精神保健従事者が、この接触体験を仲介し、仲裁すること。

　第3に、接触体験を一度だけで終わらせないための工夫が必要である。

　第4に、接触体験に、偏見が強く、接触を避けようとする人たちを呼び込む工夫をする。一方で、偏見の強い人は、精神障害者との接触を避けようとするので、その人たちをどうやって接触機会へ呼び込むかが大きな課題となる。

　第5に、研修の経験を、研修に参加した人たちのみならず、研修の対象になっていたできるだけ多くの人たちと分かち合うことが大切であること。

　第6に、精神保健の啓発を行なう精神障害者の組織をつくることも大切であること。

　以上のように、この研修では、普段精神障害をもつ患者と接している医療スタッフは、障害当事者と一般市民の、いわば橋渡し役としての役割を期待されている。

　さて、米国の人類学者のアーサー・クラインマンは、疾患（disease）と区別して「病者やその家族メンバーや、あるいはより広い社会的ネットワークの人びとが、どのように症状や能力低下を認識し、それと共に生活し、それらに反応するか」を表わす言葉として「病い（illness）」という言葉を用いている。アーサー・クラインマンの著書『病いの語り』から引用しよう。[3]

「治療者は、患者や家族の病いの問題を、狭い専門的な問題として、つまり疾患の問題として構成し直すことになる。痛みが仕事の妨げになって、その結果、患者は失業することになるかもしれない。厳格な食事療法に没頭し、激しい胃腸不快感をおぼえることで、学校でのストレスは増強されるかもし

れない。あるいは、心臓発作でもたらされた死への恐怖によって社会的に引きこもり、離婚にまで至るかもしれない。しかし他方で、医師は、インスリンの増量が必要な血糖の上昇や、診断的検査を必要とする原因不明の痛みや、あるいは抗うつ剤による治療を必要とする大うつ病障害を、診断し治療する。治療者（healer）は――脳神経外科医であれ、家庭医であれ、整骨医であれ、最新の流派の心理療法家であれ――健康の問題を、ある特別な用語体系や分類法、つまり疾病分類のなかで解釈する。その分類は、診断上の新たな実体であるひとつの『モノ』、つまりは疾患を創りだすのである」

「疾患は治療者の視点から見た問題である。生物医学的モデルの狭義の生物学的用語でいえば、つまり疾患は、生物学的な構造や機能におけるひとつの変化としてのみ再構成されるということである。胸痛が治療可能な急性の大葉性肺炎に還元できるときには、この生物学的還元主義は大きな成功をおさめたといえる。胸痛が慢性の冠動脈疾患に還元され、カルシウム拮抗剤とニトログリセリンが処方されても、一方でその間に、患者の恐れ、家族の落胆、仕事上の衝突、性的不能、あるいは経済的な困窮などが究明されず注目されないままに過ぎてしまうならば、それは失敗なのである」

「ふれあい研修」は、「疾患」の視点ではなく、アーサー・クラインマンがいう「病い」の視点を、医療スタッフが学んでいくものにもなりうるだろう。

さて、精神科病院では、2004年度の診療報酬において「医療保護入院等診療料」が新設されたことに伴い、院内に行動制限最小化委員会という行動制限を減らしていくための病院内審査機関が設置されることが通例となった。この委員会は、犀潟病院事件を契機に浅井邦彦らが厚生科学研究費補助金を得て1999年に行なった「精神科医療における行動制限の最小化に関する研究」[4]の中で病院内審査機関の設置が提言され、実現に至ったものである。しかし、残念ながら、この委員会も昨今は「委員会の活動の形骸化が話題となることも多い」[5]のが実情のようである。同委員会は、年に2回研修会を開催することが義務づけられている。その研修会において、「ふれあい研修」のようなかたちの研修を行なうことも可能であろう。

終　章　今後へ向けて　149

以上のように、暴力対処技術、偏見除去の研修会を組み合わせつつ継続して開催していくことで、医療スタッフの隔離・身体拘束への意義意識を減少させ、隔離・身体拘束の縮減を進めていくことが可能になってくる。

(2) 情報共有とネットワーク

　第5章で、大阪、東京、新潟などの、情報公開活動の紹介をしたが、このような活動は全国に点在するものの、まだ全国的に広がったとはいえないのが現状である。しかし、各地には精神科病院の隔離・身体拘束の状況をはじめとするさまざまな情報を得て、自分が治療を受ける病院を選択したいと思っている人は多いと思われる。

　各地で情報公開を請求しているのは、精神保健福祉資料の「個票」と呼ばれる、それぞれの地域の病院の個別データである。ここには各地域の精神科病院の、職種別の職員内訳、患者の在院期間、年齢別患者数等々、さまざまな情報が記載されている。隔離・身体拘束をされている患者数も含まれている。この精神保健福祉資料の情報公開請求運動を全国的に広め、それぞれのデータを各地の患者・家族などが取得していくのである。そしてそれは、当事者、家族、精神保健関係者、研究者、一般市民などの、さまざまな立場の人が参画して協働で行なっていくことが望ましいだろう。同資料には専門的なわかりにくい用語や表現も多く含まれているから、精神保健関係者が当事者の人たちと共に資料を読み解くという共同作業は、「当事者との良好な接触体験」ともなるだろう。

　もちろん、「当該情報の公開の機会に、実施機関である担当課が請求者に対し当該情報の意味内容について十分な説明をすることは、行政の説明責任の一環をなすもの」[6]とも考えられ、市民は行政関係者に読み解く作業への協力を求めてもよいだろう。

　情報公開請求により得られるデータは古く、隔離・身体拘束の実施数も、請求時の2年から3年前のものではあるが、各病院別に包括的な情報を得ることはできる。もし、その数字に疑問があれば、次に述べる「提言型病院訪問」時に、各病院に質問をすることもできるだろう。

そして、このような活動をつづけながら、西尾らの研究によって明らかになった6つの点にもある「精神保健の啓発を行なう精神障害者の組織」をつくることを徐々に進めていくのである。ここには、当事者、家族、精神保健関係者、研究者、一般市民など、立場を越えて広く参画することが望ましい。このような組織が少しずつできて、組織同士が連携して全国レベルで情報を共有していくことをめざすのである。

（3）　提言型病院訪問による積極的コミュニケーション

　さて、大阪、静岡、東京、静岡、新潟などでは、病院訪問活動を行ない、その結果を出版して外部に公開してきた。病院訪問は、外部から第三者が入るということだけでも病院側が緊張感をもつなど、十分意味はあると思うが、可能ならば精神保健福祉資料などの公開資料を事前に読み、その内容について、さらに聞き取りを行なったほうが、より理解は深まると思われる。
　新潟における情報公開に至る経過に見られたように、病院側は情報が外に出ることによって「不正確に病院の運営等に評価がなされることとなり、誤った理解や無用の不安感を与え、当該精神病院がこれまでに獲得してきた社会的信用・信頼を失わせ、結果として利用者が減少したり、地域住民の理解が得られにくくなること」を警戒している。そうであるならば、訪問によって得られた情報も、訪問をした側・受けた病院側が、両論併記のかたちでそれぞれが意見を記載できるような形式で報告書を作成していくことが望ましいだろう[7]。すなわち、病院の情報誌を作成するという作業に、当事者・病院側スタッフが協同参画していくのである。それにより、医療スタッフも当事者の考えや思いがわかったり、当事者・市民も病院側の苦労もわかり、相互理解が深まっていくのではないだろうか。
　筆者の調査によっても、6割以上の医療スタッフが「職員が多ければ隔離・身体拘束は現状より減らせると思う」としているのだから、一致点もあるはずである。これまでは、隔離・身体拘束をする側とされる側であったかもしれないが、それを共に同じ土俵で考えるようにするのである。このようなコミュニケーションが恒常的に行なわれていくならば、精神科病院も、よ

りオープンになり、風通しもよくなってくるだろう。

（4） 行動制限最小化委員会への当事者参加

先に述べた、行動制限最小化委員会設置のきっかけとなった浅井らの研究では、病院内審査機関（行動制限最小化委員会）には、病院外の有識者（地域内の民間人などの中立的な立場にある人）を委員に加えることが望ましい、としている。しかし、いまのところ病院外の有識者を積極的に登用している病院は多くはないようである。

「民間人などの中立的な立場にある人」というが、隔離・身体拘束をされる人は医療の消費者であり、消費者である患者の立場で意見をいえる人を委員に入れない理由はどこにも見当たらない。実際にその病院で隔離・身体拘束を受けた人でなくても、地域で生活をする精神障害当事者に参加を呼びかけることは可能と思われる。その人選については、提言型病院訪問のさいに提案していくこともできるだろう。行動制限最小化委員会は、国として診療報酬の新設に伴い導入されたものであり、形骸化したままでよいことはないはずである。

（5） 制度改正に向けた諸活動

隔離・身体拘束は、精神科医療のみならず、介護施設などでも多く見られ、今後もさらに増えていくことが予想される。そのようななかで、隔離・身体拘束は決して特殊なことではなく、若い人も含めて、いずれ「だれでも隔離・身体拘束をされる可能性がある」といえるだろう。そうであるならば、できるだけ広範な人たちが議論に参加していく必要がある。例えば、精神科病院と介護施設は、同じように隔離・身体拘束の問題を抱えながら、それぞれが精神保健福祉法、介護保険法といった異なる法律の下にある。わが国の病院、介護施設などで増大しつつある隔離・身体拘束の問題を共通した土台で考えることができるような国民会議的なベースをつくり、そこを通じて議論し、意見を集約していくようにするのが望ましいと思われる。

隔離・身体拘束の問題は、本書で述べてきたように、実にさまざまな問題

が複合的に絡んでいる。これらを解きほぐすためには、いままで述べてきたような研修プログラム、提言型病院訪問による病院との積極的コミュニケーション、隔離・身体拘束に関する情報の共有、行動制限最小化委員会への当事者参加などだけでも、やはり足りないことがある。それは国へのはたらきかけである。障害者権利条約の批准、精神科特例をなくすことなど、国家レベルで解決していくことを同時に進める必要がある。

　以上、述べたことがうまくリンクすることによって、隔離・身体拘束の本格的な縮減が可能になってくるだろう。そして、何より大切なのは、隔離・身体拘束問題についての国民的関心である。精神科病院のみならず、介護施設など私たちが将来関係してくるかもしれない場所においても、隔離・身体拘束の問題は発生しているのである。そこに注がれる国民の目が多いほど、縮減のスピードも早まってくるだろう。

1) 日本経済新聞朝刊：2010年5月23日.
2) 佐藤光源編：精神障害者の偏見除去等に関する研究　平成13-15年度総合研究報告書　平成15年度総括・分担研究報告書　厚生労働科学研究費補助金障害保健福祉総合研究事業. 2004.
3) アーサー・クラインマン：病いの語り―慢性の病いをめぐる臨床人類学. 誠信書房, 1996.
4) 浅井邦彦：精神科医療における行動制限の最小化に関する研究―精神障害者の行動制限と人権確保のあり方. 2000.
5) 吉浜文洋, 杉山直也, 野田寿恵：精神保健領域における隔離・身体拘束最小化―使用防止のためのコア戦略. 精神科看護, Vol.37 No6: 52-56, 2010.
6) 本書107頁の異議申立人（NPO法人側）の申し立て内容より.
7) 『新潟精神医療情報誌』には、「病院からのアピール」欄があり、病院側が直接アピールを記載できるようになっている。

あとがき

　１冊の本や、ある人との出会いが、人生を変えてしまうことがある。
　私は、高校時代に憲法を論じた本を初めて読み、日本国憲法と自衛隊の関係をもっと勉強したいと思い、法学部に進んだ。入学後学ぶ法解釈学には、知的な面白さも感じたが、国際情勢などを含めた政治のほうがよりリアルに感じられるようになり、政治学を専攻した。そして、徐々に政治や人を動かす根底にある思想や、目に見えない人の「意識」というものの重要性を認識するようになっていった。４年間は早い。就職の時期になると、私はある人が発したほんの短い言葉がきっかけで、当時、人気企業だった銀行に就職した。
　しかし、銀行に勤務していても、大学で学んだことを日々活かしているか、大学時代に真理を学び尽くしたか、を後悔しない日はなかった。
　読書だけは止めなかったが、銀行に勤務して10年目、ドイツの社会心理学者エーリッヒ・フロムの本と出逢った。人間がいかに自己を喪失しているか、そしていかにして自己を回復し、自己の自由を獲得すべきかという深い洞察に心打たれた。この本がきっかけで、きちんと体系的に心理学を学び、精神を病んだ人のために何かをしたいと思うようになった。
　そこで、仕事はつづけながら、ある大学の通信教育課程に入学した。しかし、人生とはわからないものである。スクーリングの席でたまたま隣りに坐った女性から、精神科病院に勤務するリハビリテーションの専門職・作業療法士の存在を初めて教えられ、銀行を退職し、その資格取得のための学校に入学し直した。そして、３年後に精神科病院に勤務することとなった。
　精神科病院に勤務してからは、病院内のことだけでは飽き足らず、精神障

害当事者や、その家族の方々とも多く交流をもった。そこで見えてきたのが、医療関係者と精神障害当事者との間の、さまざまな意識の違いであった。大学院に社会人入学して調査研究をしてみると、例えば精神障害当事者が最も知りたいと思っている医療事故や身体拘束に関する病院内部の情報は、医療関係者にとって知らせたくない傾向があることが明らかとなった。医療関係者と精神を病んだ人の間には大きな溝があると感じたのである。とりわけ、「隔離・身体拘束」は、多くの病院で実施されているにもかかわらず、このことについて語ることはある種のタブーとなっていて、医療関係者・当事者間で議論できる素地がまだできていないことを痛感した。そこで、大学院博士課程で「隔離・身体拘束」をテーマとして大規模な調査研究を行なった。これが本書のバックボーンとなっている。

　本書の執筆にあたって多くの方々にお世話になった。
　第4章のベースとなった博士論文では、新潟医療福祉大学名誉教授の山手茂先生から、「この問題を専門職の間に留めておいてはいけない」と励ましていただいた。私の心の中には、常にこの言葉があった。東京大学名誉教授故園田恭一先生は、病気で倒られる直前まで懇切丁寧に指導してくださり、保健学のスタンダードを叩き込んでいただいた。(独)国立精神・神経医療研究センター精神保健研究所室長の吉田光爾先生には、実証科学的な研究手法をご教授いただいた。新潟医療福祉大学名誉教授岩崎テル子先生は、大学院修士課程で私が持ち込んだ「精神科医療と情報公開」という難解なテーマをそのまま受け止めてくださり、そのことが「隔離・身体拘束」のテーマにつながった。
　さまざまにご助言いただいた杏林大学教授照屋浩司先生、新潟医療福祉大学教授金谷光子先生、お忙しいなか「刊行に寄せて」をご寄稿いただき、歴史的な観点から本書を位置づけてくださった杏林大学教授田島治先生にも、心から感謝申し上げたい。そして、ご迷惑をおかけする懸念があるため、ここに氏名を挙げることのできなかった多くの方々にも感謝申し上げる。
　本書執筆の3年余の間、辛抱強く伴走していただいた日本評論社の田中早

苗さんに厚く御礼申し上げたい。本書が少しでも読者の心に届くものがあるとすれば、田中さんのおかげである。また、同社の遠藤俊夫さんには、本書の内容をカバーする諸般の問題について丁寧なご助言をいただいた。感謝申し上げる。

　「隔離・身体拘束」というテーマは、医療の専門家だけでなく、もっと広く公共の場で議論されていく必要がある。
　「論議は、意見（および規範）の問題となった妥当性の要求を検討するのに役立てられる。論議においてもっぱら許容されている強制は、よりよき論証の強制である」（ユルゲン・ハーバーマス）
　本書がこのような論議のきっかけとなり、現在よりも、もっと人間が人間らしく生きていくことができる社会の建設へと向かうよう、その思いを込めて本書を上梓する。

　2013年3月14日

　　　　　　　　　　　　　　　　　　　　　　　　　長谷川　利夫

〔著者略歴〕

長谷川利夫（はせがわ　としお）

（現職）
杏林大学保健学部リハビリテーション学科教授

1964年　東京都生まれ
1987年　國學院大學法学部法律学科政治学コース卒業（法学士）
1987年　株式会社第一勧業銀行（現みずほ銀行）入行
2002年　医療法人責善会　村上はまなす病院勤務
2003年　医療法人白日会　黒川病院勤務
2007年　新潟医療福祉大学医療技術学部作業療法学科講師
2010年　新潟医療福祉大学医療福祉学研究科保健学専攻博士後期課程修了（保健学博士）
2011年　杏林大学保健学部作業療法学科精神障害作業療法学研究室教授

（所属学会等）
日本病院・地域精神医学会理事、NPO法人にいがた温もりの会理事、NPO法人日本障害者協議会協議員、公益社団法人全国精神保健福祉連合会政策委員

（主要業績）
「隔離・身体拘束の急増に今、何をすべきか？ 精神科医療における隔離・身体拘束実態調査―その急増の背景要因を探り縮減への道筋を考える」病院・地域精神医学．第59巻1号．2016．

The use of mechanical restraint in Pacific Rim countries: an international epidemiological study: *Epidemiology and Psychiatric Sciences* 29 e190, *Cambridge University Press*, 2020.（共著）

「わが国の精神科医療における身体拘束の問題点」精神神経学雑誌．第122巻12号．2020．

精神科医療の隔離・身体拘束

2013年4月20日　第1版第1刷発行
2023年4月10日　第1版第5刷発行

著　者──長谷川利夫

発行所──株式会社　日本評論社

〒170-8274　東京都豊島区南大塚3-12-4
電話03-3987-8621（販売）-8631（編集）

印刷所──精文堂印刷株式会社

製本所──井上製本所

装　幀──有田睦美

検印省略　Toshio Hasegawa, 2013.
ISBN 978-4-535-98385-4　Printed in Japan

JCOPY ＜(社) 出版者著作権管理機構　委託出版物＞
本書の無断複写は著作権法上での例外を除き禁じられています。複写される場合は、そのつど事前に、(社) 出版者著作権管理機構（電話 03-5244-5088、FAX 03-5244-5089、e-mail : info@jcopy.or.jp）の許諾を得てください。また、本書を代行業者等の第三者に依頼してスキャニング等の行為によりデジタル化することは、個人の家庭内の利用であっても、一切認められておりません。

精神保健医療のゆくえ　制度とその周辺
岡崎伸郎[著]
精神保健福祉法から医療観察法、入院形態と身体拘束、さらには精神科の薬まで歴史的経緯や構造的問題に触れながら、鋭く論じる。　　■定価4,180円(税込)

イタリア精神医療への道　バザーリアがみた夢のゆくえ
レンツォ・デ・ステファニ[著]　ヤコポ・トマージ[共著]　花野真栄[訳]
トレント(北部)地方の地域精神医療実践に邁進してきた著者とその地に住み、生きる意欲を取り戻した「愛すべき人たち」の物語。　　■定価2,750円(税込)

オープンダイアローグ
ヤーコ・セイックラ+トム・エーリク・アーンキル[著]　高木俊介・岡田 愛[訳]
フィンランド発、急性期精神病に24時間以内にチームで介入し、対話中心で治療する実例とシステムを紹介した基本的テキストの決定版！　■定価2,420円(税込)

オープンダイアローグを実践する
ヤーコ・セイックラ+トム・エーリク・アーンキル[シンポジスト]
髙橋睦子[コメンテーター]　竹端 寛[ファシリテーター(司会)]　高木俊介[コーディネーター]
2016年5月、京都で開催した『オープンダイアローグ』原著者来日記念シンポジウムのブックレット化。実践のための要諦が満載！　　■定価1,320円(税込)

危機の時代の精神医療
高木俊介[著]　　　　　　　　変革の思想と実践　■定価2,420円(税込)
統合失調症の病名変更、日本初のACTの実現など、半世紀にわたる改革の実践と思想、そして、最新の薬の知見とそのマーケティング戦略の内実について語り尽くす！

精神科の薬について知っておいてほしいこと
J・モンクリフ[著]　作用の仕方と離脱症状
石原孝二・松本葉子・村上純一・高木俊介・岡田 愛[訳]
身体と脳の働きを変えてしまい、ときに有毒でさえある物質について、これまでほとんど語られてこなかった画期的なメッセージ！　　■定価2,420円(税込)

急性期治療を再考する
統合失調症のひろば編集部[編]　　こころの科学 SPECIAL ISSUE 2018
患者にとってのセーフティネットであるはずの急性期治療(隔離・拘束・電気けいれん療法)の現実と実践を検証！ 認知症で精神科は他人事でなくなる。　■定価1,760円(税込)

日本評論社
https://www.nippyo.co.jp/